Rolf Köneke

Schimmelpilze und Feuchte in Gebäuden

Fogging – Schwarzwerden von Wänden in Wohnungen
Wohngifte – Ursachen und gesundheitliche Risiken
Bauphysikalische Einflüsse
Mietrechtliche Konsequenzen
Falsche mykologische Interpretationen

D1665745

Rolf Köneke

Schimmelpilze und Feuchte in Gebäuden

Fogging – Schwarzwerden von Wänden in Wohnungen
Wohngifte – Ursachen und gesundheitliche Risiken
Bauphysikalische Einflüsse
Mietrechtliche Konsequenzen
Falsche mykologische Interpretationen

3. überarbeitete und erweiterte Auflage 2001

Hammonia-Verlag GmbH

ISBN 3-87 292-114-2

© 3. Auflage 2001-04-29

Satz: der typograph p&p GmbH, Itzehoe

Gesamtherstellung: Hammonia-Verlag GmbH, Hamburg

Inhaltsverzeichnis

Teil III – Schimmelpilzbekämpfung

Meldungen aus der Wohnungswirtschaft

aus der Tagespresse und Fachjournalen

... nach 30 Jahren in einem Wohnhaus erstmals Schimmelpilze?

In einer norddeutschen Großstadt werden in einem 1954 gebauten Mehrfamilienhaus (30 Wohnungen) neue Fenster eingebaut: isolierverglast, so genanntes Rosenheimer Modell. Der größte Teil der Bewohner wohnt bereits seit 30 Jahren in diesem Haus; Ärger mit dem privaten Vermieter gab es kaum ... bis die Fenster eingebaut waren. Im Winter darauf – mit erheblichen Temperaturstürzen – wuchs in drei Wohnungen erstmals Schimmelpilz. Man meinte, der Tischler sei Schuld und strengte eine Klage an.

Effektive Ursache: Man hatte dass Lüftungsverhalten nicht auf die neuen Fenster ausgerichtet! Nach restloser Aufklärung der Bewohner und der Entfernung von Lippendichtungen an zwei Stellen war der Ärger vorbei!

Mietminderungen wurden nicht vorgenommen!

Schimmelpilze nach Verbesserung der Bausubstanz? ... sprich Wärmedämmung

Bei einer großen Wohnungsbaugesellschaft sollte ein umfangreicher Wohnkomplex (drei Straßen) komplett saniert werden. Die 1956 gebauten Gebäude hatten noch eine Verblendschale aus dänischen Verblendern (gelb), die nicht mehr sanierungsfähig waren! Allein die Sanierung der Verblendschale hätte etwa 68,– DM/m² gekostet. So entschloss man sich zu einer anderen Lösung. Neue Heizungen wurden installiert (z. B. Fernwärme), neue isolierverglaste Fernster eingebaut und die gesamte Außenhaut wurde mit einem Wärmedämm-Verbundsystem versehen!

Die Bewohner wohnen bis auf wenige Ausnahmen seit nahezu 28 Jahren hier. Es gab nie und nirgendwo Schimmel in den Wohnungen! Nach Fertigstellung der Modernisierungsarbeiten kam ein relativ harter Winter!

Bei 2 % der Bewohner tauchte plötzlich in Kinder- und Schlafzimmern Schimmel auf! Zufall? Nein. Die Bewohner waren noch nicht mit den neuen Lüftungsgewohnheiten konfrontiert worden. Sie wurden aufge-

9

klärt und es gab keinen neuen Ärger (Womit wieder einmal bewiesen worden ist, dass nachträgliche Verbesserungen der Wärmedämmung plus Fensteraustausch keine Sicherheit für die Ausschaltung von Schimmel bieten)!

... nach Auszug war alles trocken ...

In den Jahren 2000 + 2001 eskalieren die Meldungen in der Tagespresse: im Zuge der Zunahme von Mietminderungsprozessen durch Schimmelpilze in Wohnungen kommen naturgemäß immer wieder Sachverständige zum Einsatz. Da es hier nun immer noch SV gibt, die im Bereich der Mykologie unzureichende Fachkenntnisse aufweisen, raten diese oft bei Schimmel, dass eine Ausschaltung künftig nur durch eine bessere Wärmedämmung des betr. Wohnhauses erreicht werden kann. Eine unhaltbare Situation, die umso kritischer zu werten ist, weil Fachfirmen, die sich angeblich auf Wärmedämmung verstehen, solche wissenschaftlich unhaltbare Thesen auch noch fest vertreten. Diese Fakten nun haben auch bei Juristen und danach natürlich auch gerade bei Richtern unterschiedliche Urteilsfindungen ausgelöst. Folge: etliche Richter urteilen bei Mietminderungsprozessen:

der Mieter muss besser lüften, – richtig.

Andere Richter folgen den falsch interpretierenden WSV:

Urteil: solange dass Haus nicht gedämmt wird, kann der betr. Mieter die Miete weiter kürzen, – falsch.

Prolog

Die Änderung im Instandsetzungsbereich durch die WSV seit etwa 14 Jahren hat uns eine neue Geißel beschert: Schimmelpilze in Hunderttausenden von Wohnungen. **Eine unhaltbare Situation!**

Schimmelpilze welcher Spezies auch immer, lösen nicht nur bei Allergikern schwere Allergien, asthmatische und andere Erkrankungen aus, **jeder gesunde Mensch ist betroffen.** Unter diesem Aspekt ist es geradezu himmelschreiend, dass nichts unternommen wird, dieser Erscheinung Einhalt zu gebieten. Seit Jahren werden Gremien geschaffen, die auf wissenschaftlicher Basis erklären, was das alles für Arten sind. Wie sie in die Wohnungen kommen und was man eigentlich unternehmen müsste, um diesen Erscheinungen im Interesse der Gesundheit unserer Bürger wirkungsvoll zu begegnen.

Sachlich bleibt festzustellen, dass diese Art von Fachleuten offenbar in Wirklichkeit gar nicht daran interessiert zu sein scheinen, Schimmelpilze in Gebäuden restlos zu unterbinden. Man hat erkannt, dass an Schimmelpilzen in Wohnungen viel Geld – wenn nicht Millionen DM – zu verdienen ist. Das ist beileibe keine subjektive Unterstellung, das zeichnet sich in den letzten Jahren immer deutlicher ab. Man nimmt nicht zur Kenntnis, das erst die neuen Konzeptionen unserer Altbau-Instandsetzung Schimmel in Wohnungen gebracht haben, man suggeriert eine neue Art Mykologie.

Die Entwicklung neuer Lebensarten, unzulänglich gedämmte Wohnhäuser sollen die effektiven Ursachen sein. Ein teuflischer Plan verantwortungsloser Wissenschaftler, auf Kosten der Gesundheit unserer Bürger gänzliche neue Lebensräume zu entwickeln. Mit den fadenscheinigen Hinweisen auf angeblich notwendige Energie-Einsparungen. Und mit dieser These, die in dass Volk regelrecht hineingeboxt wird, will man von den wirklichen Überlegungen ablenken, aus reinem Profitdenken nunmehr alle Wohnhäuser in unserer Republik „einzupacken", wobei fälschlicherweise von Dämmung die Rede ist. **So einfach ist das.**

Vielleicht sollte hier schon ein Hinweis auf die Qualität dieses Fachbuches erfolgen. Wie schon die ersten Ausgaben gezeigt haben, sollen hier keine rein wissenschaftlichen Zusammenhänge der Mykologie aufgezeigt werden, sondern vielmehr aus einem einzigen aber klassischen Bereich die wirklich interessierenden Fakten und Zusammenhänge, wie sie sich seit Jahren in der Wohnungspraxis abzeichnen.

Dabei werden allerdings schonungslos alle Zusammenhänge der effektiven Ursachen von Schimmelpilzen in Wohnungen genau so deutlich aufgezeigt wie auch die eigentlich nur eine einzige Möglichkeit, Schimmel sowohl vorsorglich auszuschließen, wie nachträglich wieder zu beseitigen.

Unter den Ärzten findet man heute viele wissenschaftlich orientierte für die Bereiche Mikrobiologie und Mykologie. Dabei sind die bau- und wohnungsrelevanten Erscheinungen weniger interessant – der jeweils Betroffene steht im Vordergrund. Der Autor weiß aus seiner langjährigen Praxiserfahrung, dass viele praktizierende Fachärzte offenbar gar nicht wissen, wie die Allergiker beispielsweise zu ihrer Krankheit gekommen sind. Dafür werden dann über viele Wochen gehende Allergie-Untersuchungen vorgenommen, bis man den auslösenden Faktor gefunden hat. **Selten aber die Zusammenhänge erkannt.** Bauphysik ist den Ärzten meist unbekannt. Wie soll sich da eine Synthese finden?

Was ist denn nun eigentlich die Ursache von Schimmelpilzen in Wohnungen – also in Gebäuden?

Wie immer bei relativ kritischen Einflüssen: wir verschließen seit etwa 14 Jahren unsere Wohnhäuser gegen jede gesundheitliche Vernunft **hermetisch.** Von innen wie von außen! Es wird zwar immer mehr von gesundem Leben, gesundem Wohnen gesprochen. Von immer mehr Frischluft, die der Mensch benötigt. Aber den Raum, in dem sich der Mensch die meiste Zeit seines Lebens aufhält, **zerstört man vorsätzlich** durch diesen biologischen Verschluss.

Der **1. Verschluss** wird vorgenommen durch die oben schon beschriebene Wirkung der „Verpackung". Der **2. Verschluss** wird seit vielen Jahren auch systematisch **von innen** vorgenommen, wobei man den Betroffenen zwar gesagt hat, wie man auf einfache und wirtschaftliche Weise seine Räume dekorativ immer auf dem neuesten Stand halten kann, nicht aber, welche biologischen Konsequenzen sich hierbei entwickeln. Man hat den betreffenden Verbrauchern bis zum heutigen Tage vorenthalten, dass durch diese neue Art eines Tapeziervorgangs der Innenraum praktisch zu einer Thermoskanne wird. Rauhfasertapeten ist dass Zauberwort. Man muss sie nur einmal ankleben und kann sie dann viele Male mit einfachen Dispersionsfarben überstreichen. Hat so immer wieder „neue" Räume. **Optisch gesehen.** Über die Folgen hat man nie etwas gesagt. Auch dann noch nicht, als die Schimmelpilz-Bildung nach den neuen Instandsetzungs-Auffassungen immer umfangreicher wurde.

Und diese Zusammenhänge werden bis zum heutigen Tage überhaupt nicht beschrieben. Es wird nicht ausgeführt über die derzeitige Instandsetzung mit dem Erfolg des restlosen Verschlusses der betr. Wohnhäuser. Keiner sagt den Bürgern, dass dieser beidseitige Verschluss von Außenwänden der auslösende Faktor ist für Schimmelpilz-Bewuchs. Es wird nichts über die biologische Wirkung der dauernden Rauhfaser-Beschichtung ausgeführt. Kein Bürger darf offenbar die Zusammenhänge erfahren.

Im Gegenteil: ist der von Schimmel Betroffene dieser Erscheinung überdrüssig und möchte sie loswerden, sagt man ihm, dass er zweckmäßigerweise die Miete kürzen solle, weil letztendlich der Vermieter durch seine Instandsetzungsmaßnahmen überhaupt erst diese Erscheinungen ausgelöst hat.

Und da selbst viele Mietervereine ähnliche Empfehlungen oder Ratschläge aussprechen, muss der Betroffene einfach annehmen, dass er selber schuldlos ist. Die Vermieter stellen bei Schimmel in Wohnungen den Betroffenen immer wieder Aufklärungsschriften zur Verfügung und empfehlen gezieltes Lüften – aber, was soll denn ein Betroffener nun wirklich glauben? Allein hieran ist schon zu erkennen, was auf dem Instandsetzungs-Sektor läuft! Nicht Energie-Einsparung wird praktiziert, und Erhaltung eines gesunden Wohnklimas – schamlos wird der Bürger Opfer einer beispiellosen Verkaufseuphorie.

Diese kritischen Zusammenhänge im Zuge der Schimmelpilz-Ausweitung haben das sonst so gute Verhältnis Vermieter/Mieter belastet. Nachdem sich nun auch noch die Dämmmaßnahmen immer weiter negativ auswirken, prüft man immer häufiger, welche Konsequenzen sich künftig ergeben müssen. Es ist eine Forderung aus der jetzigen Zeit mit vielen Hunderttausend von Schimmel-Betroffenen herauszustellen, dass die **Lüftung** der wichtigste Faktor überhaupt in unserer Gesellschaft geworden ist.

Die Hautärzte wissen ein Lied davon zu singen: scharenweise drängen sich unsere Bürger bei ihnen mit unterschiedlichsten Allergien. Wobei als selbstverständlich herausgestellt werden muss, dass der größte Teil dieser Allergien aus dem **häuslichen Bereich** stammt. **Wohngifte** sind es neben den beschriebenen Sporen aus Schimmel-Gärten.

Und zur geschilderten Zwietracht bei den Bürgern, wer eigentlich für dieses ganze Dilemma verantwortlich gemacht werden muss – hier die klare Antwort: **es sind unsere Bau- und Umweltbehörden, die diese Zustände geschaffen haben** und somit auch dafür zuständig sind.

Und es sind die oben schon erwähnten verantwortungslosen Wissenschaftler, die unsere Behörden letztendlich in Sachen Energie-Einsparung falsch beraten haben. Im Interesse der Gesundheit unserer Bürger – und hier auch besonders der bereits stark angeschlagenen Gesundheit unserer Kinder muss die Instandsetzung wieder in eine gesunde Richtung gebracht werden. An dieser Stelle können logischerweise nicht alle Zusammenhänge gebracht werden, die zur Schimmelpilzbildung in Wohnungen und auch in Industriebereichen – besonders auch Lebensmittelindustrie – geführt haben. Dieses Buch hat andere Aufgaben zu erfüllen.

Aber letztlich ist auf allen Gebieten ein Faktor herauszustellen, von dem eigentlich Wohngifte und Schimmelpilze ausgehen: wir müssen wieder zu mehr Frischluft in unseren Wohnungen kommen. Und bitte hier keine mechanischen Lüftungsanlagen herausstellen. Das ist keine Möglichkeit zur besseren **Frischluft**. Weil sich diese Maßnahmen in Krankenhäusern als völlig unbrauchbar erwiesen haben, dürfen sie auch nicht als Ersatzlösung in den Wohnbereich gebracht werden. Daran sollten auch die Herren Sachverständigen denken, wenn sie als Gutachter Schimmelpilz-Ursachen ergründen. Sie sind der Gesundheit unserer Bürger genau so verpflichtet wie es unsere Behörden ebenfalls sein sollten, es aber keineswegs immer sind.

Mit der Erforschung der Pilze in ausgesprochenen Wohnräumen stehen wir noch am Anfang einer völlig neuen Entwicklung. (Logisch, dass auch in dieser Neuauflage eines bekannten Fachbuches nur das Notwendigste herausgestellt werden kann).

Der Autor würde es daher begrüßen, wenn aus berufenem Munde Anregungen oder Kritik kommen könnten.

Angewandte Mykologie

Bevor wir zum Thema der im Haus anzutreffenden Schimmelpilze kommen, soll noch die angewandte Mykologie beschrieben werden, soweit sie sich mit den Auswirkungen der Pilze auf den Menschen und die menschliche Zivilisation auseinander setzt. Ohne tief in das Wissensgebiet der Mykologie einzugehen, sollte aber herausgestellt werden, dass man bei Pilzen schlechthin nützliche und schädliche, unbedeutende und unerkannte Aktivitäten unterscheiden muss. Dabei können Nutzen und Schaden, wie sie vom menschlichen Standpunkt aus gesehen werden, durchaus Attribute desselben Organismus ein.

Dabei wirken die Pilze ohne unser Zutun auch an lebenserhaltenden Umsetzungen mit, wovon die Beseitigung organischer Rückstände, die beispielsweise zur Humusbildung führt, ebenfalls Zeugnis ablegt.

Diese Broschüre wird nicht über das Leistungsvermögen der Pilze und wie sie von den Menschen genutzt werden, berichten. Hier soll vielmehr die negative Seite der im Haus anzutreffenden Pilze, der Schimmelpilze, aufgezeigt werden.

Dabei sollte nicht unerwähnt bleiben, dass auch eine Holzzerstörung durch Pilze forciert werden kann. In der Praxis ist immer wieder festzustellen, dass isolierverglaste Holzfenster, durch ständige Innenkondensation feucht gehalten, langsam aber sicher zerstört werden. Es wäre zu umfangreich, würden hier alle Zusammenhänge aufgezeigt. Die in der Praxis zu beobachtende Wirkung sollte aber nicht ganz unberücksichtigt bleiben. Durch den Einfluss spezifischer Pilze gibt es einen selektiven Abbau der Zellulose im Holz, so dass nur die Ligninteile der Zellwände stehen bleiben. Optisch ist das klar erkennbar, das Holz erhält eine bräunliche Färbung und zerfällt würfelartig. Gemeint sind hier die Rot- oder Braunfäulen, auch Destruktionsfäulen genannt. Da bei der Holzfensterherstellung selten vorbeugende Holzschutzmaßnahmen getroffen werden, kann also eine Beeinträchtigung der Qualität durch die Einflüsse der Nassfäule immer dann erfolgen, wenn die Zufuhr der Feuchtigkeit von innen – Innenkondensation – unablässig gefördert wird.

Auch das in Schlafzimmern häufig zu beobachtende Schimmelpilzbild auf Lederteilen muss in diesem Zusammenhang herausgestellt werden. Die Gemische von Pilzenzymen (Fermente) enthalten in der Regel Proteasen und Zellulosen. Dabei wird möglicherweise der reine Lederbestandteil, dem also Festigkeit und Elastizität zu verdanken sind, durch diese Pilze nicht zersetzt. Die Überzüge und Begleitstoffe unterliegen jedoch dem Abbau, so dass nicht nur das Aussehen unter diesem Schimmelpilzbefall leidet, sondern auch die Haltbarkeit des Leders.

Dabei ist sicher nicht uninteressant, dass Pilze zum Wachstum und zur Entfaltung ihrer zerstörerischen Aktivität im Grunde genommen nur ein

Minimum an Feuchtigkeit benötigen. Wenn aber die Bedingungen „stimmen", besiedeln sie in großem Umfang Papier, Schnüre und unter Umständen auch nährstoffarme Materialien. Bevor sie aber im Kleiderschrank, und hier vorwiegend an Leder, ihr Wachstum ausbreiten, sind sie an feuchten Wänden bereits angesiedelt. Nicht selten entwickeln sich an solchen Standorten als Pionierpopulation mehrere Pilze gleichzeitig und diese sind auch mit Bakterien vergesellschaftet. Hieraus resultiert das bunte Bild, dass sich bei großflächigem Schimmelpilzbefall oft darstellt.

Es ist besonders hervorzuheben, dass sich die Schadwirkung der Pilze nicht auf Leder und Tapeten beschränkt, sondern oft auch als Krankheitsursachen bei Mensch und Tier mitwirken. Es kann nicht Aufgabe von Baufachleuten sein, die Schädigungen durch Pilze an Menschen und Tieren näher zu erläutern.

Sicher ist aber, und hierauf weisen Pilzspezialisten aus dem medizinischen Bereich ausdrücklich hin, dass etliche Schimmelpilzarten durchaus geeignet sind, kritische Allergien auszulösen.

Diese mykogenen Allergien scheinen nach Auffassung des Verfassers gerade bei Bewohnern häufiger aufzutreten, in deren Wohnungen an Außenwandbereichen Schimmelpilze festgestellt wurden. Die Mediziner weisen darauf hin, dass nicht allzu selten Pilzsporen als spezifische Allergene wirken. Dabei setzen die Pilzelemente lediglich den Reiz; die Reaktionen bestehen in Hautlesionen oder asthmatischen Beschwerden. Wo also Schimmelpilze in größerem Umfang aufgetreten sind – besonders auch in Kinderzimmern – sollte beim Auftreten allergischer Reaktionen oder anderer Krankheitsbilder der Arzt hierüber unterrichtet werden. In speziellen Fällen sollte dabei das Robert-Koch-Institut in Berlin herangezogen werden. Herr Prof. Dr. Dr. Staib ist gerade auf dem Sektor der Allergien durch Schimmelpilzbefall Fachmann.

Mit diesen kurzen Hinweisen soll die kritische Einwirkung der Schimmelpilze und ihre medizinische Bedeutung hervorgehoben werden. Grund genug, um die Bildung von Pilzen in Wohn- und Schlafräumen von vornherein zu unterbinden. Bereits im Anfangsstadium ist sofort eine gründliche Beseitigung vorzunehmen.

Alle Schimmelpilze – es stehen etwa 150.000 Sorten zur Diskussion – können in dieser Publikation nicht behandelt werden. Selbst die bekanntesten Gattungen, die im Wohnbereich festgestellt werden, wobei eine Ähnlichkeit mit dem Wachstum der Hefepilze nicht ausgeschlossen werden kann, können hier nicht behandelt werden. Da eine Parallelität des Wachstumsbeginns jedoch bei allen diesen Arten eindeutig vorliegt, soll zumindest dieser Punkt der Entwicklung kurz behandelt werden. Die oberflächlich als kurze „Auswüchse" wachsenden Schimmelpilze treten zunächst einmal punktförmig auf und erweitern sich dann an den feuchten Stellen nach und nach zu größeren Schimmelpilzflächen (Schimmelgärten). Über die Veränderungen, die diese Organismen an jeglichen Oberflächen hervorrufen, ihre Lebensbedingungen usw., wird ausführlich in einer Veröffentlichung von Helmut Kühne und Waltraud Kerner-Gang von der Bundesanstalt für Materialprüfung Berlin „Oberflächenschäden durch biologische Einwirkungen" beschrieben. Aber auch ohne diese Publikation zu kennen, wird jeder Betroffene die Veränderung an der Tapetenoberfläche feststellen:

In konzentrierten Nährstoffbereichen gibt es zunächst einen punktförmigen Befall in den verschiedensten Farben. Erst nach und nach ergibt sich für den aufmerksamen Betrachter ein Bild von zusammenwachsenden Schimmelpilz„beeten" zu geschlossenen Schimmel„gärten" – wobei Farben und Größenordnungen immer erheblich voneinander abweichen. Selten beherrscht nur eine Art von Pilzen die Fläche.

Typische Erscheinungsbilder an Wärmebrücken ...

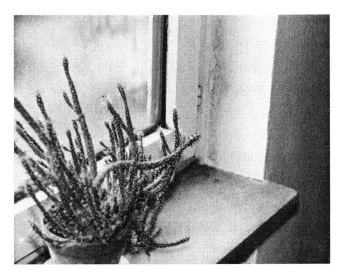

... die Leibungsbereiche sind feucht und voller Schimmel ... das Fenster „trieft" vor Nässe ...

17

Baubiologische und bauphysikalische Zusammenhänge

Am Anfang dieser Ausführungen muss zunächst eines herausgestellt werden: Schimmelpilze sind seit Jahrzehnten in den verschiedensten Bereichen anzutreffen. Ältere Bäckereibetriebe oder andere ähnliche lebensmittelverarbeitende Industriebetriebe kennen Schimmelpilze in den verschiedensten Bereichen, wissen aber auch, dass hier immer und ausschließlich ungünstige Lüftungsverhältnisse zur Schimmelpilzbildung führen. Sobald das Lüftungsproblem gelöst wird, hört auch die Schimmelpilzbildung auf.

Seit den 20er-Jahren sind Schimmelpilze auch im Lebensmittelbereich der Haushalte längst bekannt, z. B. bei Brot und anderen Lebensmitteln, die unsachgemäß gelagert werden.

Schimmelpilze jedoch als Folge von Innenkondensation – sehr häufig auch als Stockfleckenerscheinungen bezeichnet – sind zu einem Problem geworden.

Es ist festzuhalten, dass Schimmelpilzbildungen in Schlafräumen, Kinderzimmern, Bädern und gelegentlich auch in Küchen erst von dem Zeitpunkt an zu einem Problem wurden, als wir Energie einsparen wollten. Dabei ist aber parallel dazu unverkennbar der Einfluss unserer neuen isolierverglasten Fenster mit einzubeziehen. Bei diesen neuen Fensterkonstruktionen ist nicht nur eine notwendige gute Abdichtung zum Baukörper gegeben, die Besonderheit dieser neuen Fenster sind ihre extrem große Fugendichte. Dass führt zu einer hermetischen Abdichtung zwischen Fensterflügel und Fensterrahmen ... und exakt hier liegt auch das Problem: Es gibt keine notwendige „Zwangsbelüftung" mehr!

Einfluss bauphysikalischer Zusammenhänge

Bei der Entwicklung dieser Fenster ist es erreicht worden, früher vorhandene „Zwangslüftung" völlig auszuschließen. Es wurde aber auch weitgehend versäumt, die Planverfasser, Wohnungswirtschaft etc. über die Folgen einer solchen fehlenden Zwangsentlüftung rechtzeitig aufzuklären. Damit kommt dem fugendichten Fenster heute die Hauptbedeutung für das Wachstum von Schimmelpilzen zu.

Weitere Einflüsse sollten ebenfalls nicht unerwähnt bleiben: Wo wir früher mit Putzsystemen gelebt haben, die in der Lage waren, relativ schnell eine größere Menge von anfallendem Innenkondensat aufzunehmen – gemeint sind hier die Kalkputze – geht man **seit fast einem Jahrzehnt** dazu über, auch die Wände mit sehr dichten Gipsputzen zu versehen, die, mit Maschinen aufgetragen, in sich dicht sind und zudem eine weitaus größere Wasserspeicherung ermöglichen als Kalk-Sand-Putze. Die Hersteller dieser Gipsputze weisen zwar immer wieder darauf hin, dass die von ihnen produzierten und empfohlenen Gipsputze zu den Spitzenfabrikaten gehören und letztlich seit Hunderten von Jahren der Menschheit bekannt seien. Fest steht aber, dass diese Putze im Zuge unserer heutigen Bauweisen leicht zu negativen Einflüssen führen. Sie werden viel zu früh auf den Baukörper gebracht, werden viel zu früh mit dicht abschließenden Tapeten versehen und meistens auch noch viel zu früh mit dampfbremsenden Kunststoffdispersionsfarben gestrichen. Es ist nicht einzusehen, dass solche Verstöße gegen biologische Gesetzmäßigkeiten vom Bewohner einfach hingenommen werden müssen.

Dieser Putzauftrag erfolgt meist auch noch auf einem Untergrund, der aus biologischer Sicht ebenfalls außerordentlich kritisch zu werten ist. Da sind beispielsweise die Wohnhäuser aus Stahlbeton-Fertigteilen (Montagebau), bei denen aus der hohen Betonqualität trotz des Aufbaus (Sandwich-Bauweise) erhebliche Schwierigkeiten in der Dampfdiffusion auftreten. Hinzu kommt, dass ein ausgleichender Kalkputz an den Innenwänden hier überhaupt fehlt.

Die große Feuchtigkeitsaufnahme bei Kalksandsteinwänden ist ebenfalls ein kritischer Punkt, der unter spezifischen Gesichtspunkten die Schimmelpilzbildung fördert. Alle diese neuen Bauformen sind aus Sicht der Schimmelpilzbildung wesentlich kritischer zu beurteilen als das Mauerwerk aus früherer Zeit aus offenporigem Ziegel unterschiedlichster Qualität. Auch bei Innenputzen sollte man bedenken, dass hier die Notwendigkeit besteht, die anfallende Kondensfeuchtigkeit leicht aufzunehmen. Putze haben nicht nur die Funktion, einen glatten Tapetenuntergrund zu bieten, sondern auch die Dampfdiffusion zu verbessern.

Aber auch andere Punkte sind wichtig genug, um sich mit ihnen auseinander zu setzen.

Unter diesem Gesichtspunkt ist es für alle Beteiligten wichtig zu wissen, dass bei starken Schimmelpilzbildungen alle vorgenannten Punkte zusammen gesehen werden müssen.

Wenngleich nicht alle Zusammenhänge offen dargelegt werden können, wird aus dieser kurzen Darstellung auch dem kritischen Leser klar, dass die Heranführung an die Ursachen der Schimmelpilzbildung schwierig ist und nicht immer gleich der Vermieter und die „unzulängliche Bausubstanz" heranzuziehen sind, sondern dass hier eine Serie von Einflüssen zu berücksichtigen ist – **dabei bleibt das Lüften immer noch der wichtigste Punkt!**

Dennoch erscheint es dem Verfasser wichtig, einige Punkte gegeneinander aufzurechnen, die einzeln gesehen sicher nicht zur Schimmelpilzbildung führen, zusammen aber erheblich dazu beitragen, das Schimmelpilzwachstum unter bestimmten Voraussetzungen ganz erheblich zu fördern.

Teil I – Schimmelpilze in Wohnungen

Zusammenfassung der mykologischen und bauphysikalischen Zusammenhänge

1. Ist der Baukörper von sich aus geeignet Schimmelpilzwachstum zu fördern?

Ob die betreffenden Gebäude 1954, 1964, 1974 oder 1984 gebaut wurden, ist für die Schimmelpilzbildung von untergeordneter Bedeutung. Ob man 1954 nach dem damaligen Stand der Technik den Mauerwerksbau durchgeführt hat oder zehn Jahre später und hier bereits unter Berücksichtigung der 1960 geschaffenen DIN 4108 – Wärmeschutz im Hochbau – ist genauso uninteressant wie der Zeitpunkt der Errichtung der Gebäude in den Jahren 1974 oder 1984. Allenfalls gibt es hier einen Faktor, der bei der Schimmelpilzbildung zu berücksichtigen ist, die Wärmebrückenbildung, wie sie später ausführlich beschrieben wird. Dennoch bleibt unter Betrachtung allein dieses Faktors festzustellen, dass nur bei 7 bis 8 % aller Wohnungen, in welchem Jahr auch immer gebaut, Schimmelpilzbildung auftritt, und immer ist der auslösende Faktor das Fenster. Hierbei sind allerdings drei Trends zu beobachten.

a) Der Hauptbefall von Schimmelpilzen ist in Schlaf- und Kinderzimmern zu beobachten, weil hier nachweislich nachts die geringste Belüftung erfolgt.

Häufig wird die Meinung vertreten, dass mehrmaliges Lüften am Tage einen ausreichenden Luftaustausch bringt. Man vergisst jedoch die Feuchtebelastung der Raumluft durch die Atmung der Menschen während der Nacht in ohnehin kälteren Schlaf- oder auch Kinderzimmern, die die Kondensatbildung begünstigt.

b) Es kommt in Badezimmern und neuerdings auch intensiv in Küchen zu starker Kondensation. Auch hier kommt vielfach das Lüften zu kurz. Oft werden vorhandene Lüftungseinrichtungen in Bädern und Küchen sogar stillgelegt.

c) Feuchtstellen und Schimmelpilze werden bevorzugt in Räumen beobachtet, die nach Norden oder Osten ausgerichtet sind. Das ist bauphysikalisch logisch, weil an diesen Wänden die wirkungsvolle Sonneneinstrahlung fehlt und der Feuchtehaushalt an diesen Außenwänden unausgeglichener ist. Ein Punkt, der erfahrungsgemäß in Gutachten nur selten Berücksichtigung findet. Messungen bestätigen diese Tatsache sofort!

2. Sind alte Putzarten in Gebäuden weniger schimmelpilzanfällig als neue?

Diese Frage muss eindeutig damit beantwortet werden, dass die Kalkputze weniger anfällig für Schimmelpilzwachstum sind, als die neuen Gipsputze (MP 75). Wenngleich die Hersteller dieser Gipsputze immer wieder darauf verweisen, dass der zur Verarbeitung gelangende Gips dem gleichen Gips entspricht, der schon vor Jahrhunderten verarbeitet worden ist, kann dem schon von der Technik her widersprochen werden: Die heutigen Gipsputze werden so hergestellt, dass sie leicht und elegant verarbeitet werden können, gut haften, ein dichtes Gefüge aufweisen und an der Oberfläche spiegelglatt sind, um die Tapeten optisch besser auszurichten. Zudem ist erwiesen, dass in diesen neuen Gipsputzen Stoffe vorhanden sind, die im weitesten Sinne des Wortes als Nährstofflösung für den Schimmelpilz angesehen werden können. Vergleichsversuche zwischen Kalkputzen und Gipsputzen in neuen Gebäuden haben die Anfälligkeit von Gipsputzen bei unsachgemäßer Lüftung immer wieder bewiesen. Es kommt hinzu, dass in den meisten Fällen die Gipsputze nicht nur viel zu früh in einem Neubau angebracht werden, sondern auch viel zu früh belastet werden: Tage nach dem Putzen tapeziert man bereits mit Rauhfasertapeten, die dann ebenfalls schon nach ein bis zwei Tagen mit Anstrichen versehen werden.

3. Sind die neuen Fensterkonstruktionen in der Schimmelpilzbildung kritischer zu sehen als die alten?

Hier gibt es Gesetzmäßigkeiten, die alle kennen, aber bei weitem nicht alle verstehen wollen: Die alten Fenster schlossen keineswegs so dicht wie die modernen isolierverglasten Fenster. Es gab also bei den alten Fenstern, auch neuerer Konstruktion, eine so genannte „Zwangslüftung". Oder anders ausgedrückt: ohne dass der Bewohner einen unmittelbaren Einfluss darauf nehmen konnte, wurde seine Wohnung ständig über Fugenundichtigkeiten mit Frischluft versorgt, unabhängig davon, ob der Bewohner ständig zu Hause weilte oder den Tag über die Wohnung verließ. Dieser Umstand ist wohl einer der bedeutendsten Faktoren in der Schimmelpilzbildung überhaupt, ohne dass er von den „Fachleuten" für Schimmelpilzbildung so herangezogen wird, wie es

22

notwendig wäre. Obgleich es viele wissen, sprechen die meisten nicht mehr darüber: Die mit Lippendichtungen ausgestatteten hermetisch abschließenden Fensterkonstruktionen schließen so dicht, dass es in Wohnungen mit alten Feuerstätten (Kohleherden etc.) vereinzelt Todesfälle gegeben hat, weil keine Verbrennungsluft nachströmen kann, wie das bei den alten Fensterkonstruktionen der Fall war.

Frühere Bundesregierungen haben die heutigen Fensterkonstruktionen aus Schall- und Wärmedämmungsgründen angeregt und mit Wärmeschutzverordnungen Anforderungen an den Wärmeschutz gestellt. Aber abgesehen davon, dass die jetzige Bundesregierung immer wieder auf das verstärkte Lüften hinweist, bestehen, soweit die Verfasser informiert sind, noch keine Bestrebungen des Bundesbauministers, Fenster mit Zwangsbelüftungen versehen zu lassen. Dennoch hat die Fensterindustrie aus dem Schimmelpilzbefall der letzten Jahre gelernt. Viele Fensterkonstruktionen können heute mit Spaltlüftungen versehen werden, die steuerbar sind. Dennoch bleibt festzustellen: Das Fenster unserer heutigen Konstruktion hat überhaupt erst den Schimmel in großem Umfange ermöglicht – ein Faktor, den viele Gutachter endlich einmal berücksichtigen sollten . . .

4. Spielen heutige Tapezier-Gewohnheiten eine Rolle bei der Schimmelpilzbildung?

Der Verfasser hat vor vielen Jahren schon auf die schimmelpilzfördernde Rauhfasertapete hingewiesen. Rauhfasertapete, die allein schon schnell und intensiv zu einer so genannten „Petri-Schale" werden kann: Die Struktur der Papiertapete wird aus Weichholz gebildet. Sobald Rauhfasertapeten mit Kunststoffdispersionen gestrichen werden, erhöht sich die Dampfdichtigkeit dieser Tapete, das Weichholz (strukturgebend!) bleibt ständig nass, so dass die Nährlösung immer vorhanden ist. Da in den Wintermonaten Sporen allgegenwärtig sind, kommt es also in diesen Bereichen von Wärmebrücken relativ schnell zur Schimmelpilzbildung.

Es mag zwar bequem sein, Rauhfasertapeten immer wieder zu streichen, man muss sich aber darüber im Klaren sein, dass die Tapete damit dampfdicht wird und zudem ein „Petrischalen-Effekt" entsteht. Wenngleich auch bei neuen Tapeten, der Verfasser denkt an PU-aufgeschäumte Schmucktapeten, eine Schimmelpilzbildung niemals ausgeschlossen werden kann und auch die anderen Voraussetzungen wie Lüftung etc. „stim-

men", so kann doch nachgewiesen werden, dass hier das Schimmelpilzwachstum gegenüber einer Schmucktapete erheblich reduziert wird. Die
Tapetenhersteller täten gut daran, neben der Bequemlichkeit einer solchen Rauhfasertapete auch den biologischen Effekt herauszustellen, der
dann kritisch zu werden verspricht, wenn wenig lüftungsbereite Bewohner aus Bequemlichkeit immer mehr Kunststoffdispersionsfarbe auf ihre
Rauhfasertapeten aufrollen, hier kann also die Bequemlichkeit zu einem
unübersehbaren Schaden führen.

5. Gibt es Unterschiede zwischen alten und neuen Heizgewohnheiten?

Diese Frage kann wohl ganz offen mit Ja beantwortet werden: Wo in
früheren Jahren bei einem relativ geringen Heizölpreis munter „drauf-
los geheizt" wurde, ist man heute aufgrund wirtschaftlicher Überlegungen und der Einflussnahme der Presse kritischer geworden – oder
anders ausgedrückt: Man spart!

Das oft am falschen Ende gespart wird, wurde viel beschrieben und soll
auch hier noch kurz erwähnt werden: Es ist falsch, wenn ein arbeitendes
Ehepaar morgens um 7.00 Uhr die Wohnung verlässt und die Heizung
abstellt (in allen Räumen) Besser wäre es, dafür zu sorgen, dass über den
heute in jeder Wohnung vorhandenen Thermostat die Raumtemperatur
höchstens um 3 bis 4 °C abgesenkt wird und auch in den nicht regelmä-
ßig beheizten Räumen eine Mindesttemperatur von + 12 bis 14 °C
sichergestellt ist. In zentralbeheizten Gebäuden wird diese Temperatur
ohnehin kaum unterschritten!

Eine solche Überlegung führt nur scheinbar zu ungünstigeren Heizkos-
tenabrechnungen als das völlige Abstellen der Heizung und das Wieder-
aufdrehen der Heizung, sobald man wieder die Wohnung betritt. Es ist
nicht nur bekannt, sondern kann von den Energielieferanten leicht
bewiesen werden: Das Aufheizen feuchter Luft ist erheblich energie-
aufwendiger als das Beheizen einer ausgewogenen Atmosphäre mit
normaler Luftfeuchtigkeit (siehe hierzu auch die Diagramme) Auf einen
einfachen Nenner gebracht läuft hier etwas Kritisches, aber dennoch
leicht Verständliches ab. Wie oben schon beschrieben wurde: Durch das
Abdrehen der Heizung werden Außenwände in erheblichem Umfang so
abgekühlt, dass das starke Heizen abends nicht mehr dazu führt, die
betreffende Außenwand zu erwärmen. Wiederholt sich dieser Ablauf,
wird die betreffende Außenwand immer kälter und dadurch auch

immer feuchter. Das ist eine Gesetzmäßigkeit, die auch aus anderen Absätzen dieser Broschüre klar abgelesen werden kann.

Interessanterweise hat sich aus diesen Überlegungen über viele Jahre ein Trend gezeigt: In Wohnungen mit Schimmelpilzen sind die Heizkosten immer erheblich höher als in normal beheizten Wohnungen. Eine Überprüfung der Heizkostenabrechnung bestätigt das schnell!

6. Sind die inzwischen in allen Wohnungen installierten Thermostatventile eine Bereicherung, welche die Schimmelpilzbildung ausschließen oder wird das Gegenteil erreicht?

Hierzu gibt es an sich nur wenig auszuführen: Wenn man über den Thermostat die Temperatur auf ein Minimum beschränkt, und das ist ohne weiteres möglich, ist das Schimmelpilzwachstum erheblich geringer, als wenn man die Heizungen völlig abstellt. Aus dieser Sicht führt der Einbau von Thermostatventilen zu einer wünschenswerten Verbesserung eines Wohnwohlbehagens.

7. Welche Einflüsse können die Schimmelpilzbildung mitbestimmen?

a) Straßenlärm: Wohnungen, die an verkehrsreichen Straßen liegen, werden oft weniger belüftet als Wohnungen, die diesen Straßenlärm nicht haben.

b) Aufstellen von Möbeln: Diesem Faktor wird immer noch zu wenig Bedeutung beigemessen. Wo beispielsweise in früheren Jahren in Küchen grundsätzlich Lüftungssteine vorhanden waren, die die damals mäßig möblierten Küchen belüfteten, haben die Planverfasser auf diese Einrichtung heute verzichtet. Dafür sind die Küchen umfangreicher möbliert als je zuvor. Viele Bewohner, die über einen muffigen oder merkwürdigen Geruch klagen, sind sich gar nicht im Klaren darüber, wie groß der Schimmelpilzbefall bereits ist, der sich zwischen Rückseiten von Einbauküchen und Innenputz-Oberflächen befindet. Hier ist der nachträgliche Einbau von Lüftungssteinen die eleganteste Lösung, diese Übel zu beseitigen. Aber auch das Vollstellen von jeglichen Wänden in Schlafzimmern führt im Zusammenhang mit unzulänglichen Lüftungsgewohnheiten zu relativ schneller Schimmelpilzbildung, weil die Wände überhaupt nicht mehr mit einem Luftstrom versehen werden können. Oft steht die Luft hier, es ist dunkel, und dann kann bei hoher Luftfeuchtigkeit sehr schnell der Schimmelpilz wachsen. Auch in solchen

Bereichen sollte man immer zusätzlich für Lüftungsmöglichkeiten sorgen – gleichgültig, ob es sich hier um Lüftungssteine handelt oder um Heizlüfter, die gelegentlich eingeschaltet werden. Selbst Löcher im Fußleistenbereich mit beidseitig angebrachten Lüftungsmanschetten, die durch die Innenwand gebohrt und zum nächsten Raum eine Ventilation schaffen, sind bewährte Hilfsmittel.

c) Ablauf der Lüftung: Auch hier ist ein wichtiger Faktor zu berücksichtigen: Im Regelfall werden die Fenster aufgrund der neuen Beschläge nur gekippt: Es findet also nur ein unzureichender Luftaustausch statt, der zudem immer in Richtung Tür geht. Logisch, dass bei Wandbereichen links und rechts neben dem Fenster bei nun auch noch unzulänglichen Lüftungsgewohnheiten Schimmelpilze auftreten müssen, da diese Wände niemals mit Luftstrom versorgt werden können. Auch dieser Punkt sollte von den Bewohnern berücksichtigt werden.

d) Welchen Einfluss nehmen Stores und Übergardinen? Hier ist ebenfalls ein ganz wichtiger Einflussbereich zu sehen: Je intensiver ein Fenster durch Stores und Übergardinen abgedeckt wird, je geringer also die Frischluftzufuhr bzw. überhaupt der Luftaustausch ist, um so größer ist die Feuchtigkeit und Schimmelpilzentwicklung in den Bereichen links und rechts neben einem solchen Fenster.

e) Sind die jetzigen Versicherungsvorschriften – Hausrat – geeignet, die Schimmelpilzbildung zu fördern? Die Versicherungsgesellschaften verlangen in Erdgeschossbereichen, dass die Fenster in der Nacht geschlossen zu halten sind. Wird dieser Punkt nicht eingehalten, kommt es zu einer Minderung der Ansprüche aus dem Versicherungsvertrag. Das ist eine kurzsichtige Überlegung, über die sich die Versicherungsgesellschaften Gedanken machen sollten. Den Bewohnern kann nicht das Schließen der Fenster in der Nachtzeit verordnet werden, wenn bekannt ist, dass sich durch das Nichtabführen erhöhter Kondensfeuchtigkeit in Schlafräumen kritische Aspekte ergeben. Sinnvoller wäre es, die heutigen Fensterkonstruktionen mit einbruchsicherer Lüftung auszustatten.

f) Wann ist das Schimmelpilzwachstum am ausgeprägtesten? Es wird immer wieder erwähnt, dass das ganze Jahr über das Schimmelpilzwachstum zu beobachten ist. Das ist nur bedingt richtig. Von der punktförmigen Entwicklung, die wir vorstehend schon beschrieben haben, bis zur Bildung von Schimmelgärten ist oft ein längerer Zeitraum zu überbrücken. Dennoch kann man sagen, dass die Hauptzeit für das Schimmelpilzwachstum in den Monaten Dezember, Januar und Februar liegt. Ist dann die Feuchtigkeits-Speicherung durch verschiedenste Einflüsse vorhanden, läuft das Wachstum der Schimmelpilze weiter, es sei denn, man unterbricht es gewaltsam durch das Aufstellen von Heizlüftern. Hiermit würde man in allen vier Jahreszeiten sofort das Schimmelpilzwachstum unterbinden und bei geeigneten Lüftungsmaßnahmen neuen Schimmelpilzbefall ausschließen.

g) Immer wieder wird in diesem Zusammenhang auch die Frage gestellt, warum eigentlich immer mehr Schimmel auch außerhalb der Sporenbildung in der Natur entsteht? Man sagt, dass die Sporen der Schimmelarten, die vorwiegend in Wohnungen beobachtet werden, in den Wintermonaten anfallen.

Ganz augenscheinlich spielen hierbei Einflüsse aus verdorbenen Milchprodukten diverser Bereiche eine wichtige Rolle: Finden sich beispielsweise in 1 m^3 Raumluft 300 bis 500 Sporen, würden sich beispielsweise nach Öffnung verschimmelter Milchproduktpackung sofort einige zigtausend Sporen in der betreffenden Wohnung messen lassen. Quantitative Untersuchungen hat der Autor natürlich nicht vorgenommen.

FOGGING – Schwarzwerden von Wohnungswänden

Vor Jahren schon musste sich der Autor mit dieser Erscheinung auseinander setzen. In einer Wohnung sollte Schimmel sein. Anstatt nun aber die bekannten Schimmelbeete in den typischen Wärmebrücken vorzufinden, waren in dieser Wohnung **ganze Wandflächen gleichmäßig dunkel**. Typisch für Wohnungen, in denen Kerzenlicht gegenüber normalen Beleuchtungskörpern Vorzug genießt?

Die Bewohnerin bestritt das sofort. Kerzenlicht mochte sie nicht. Die Probe mit einem Wattebausch und etwas Feuerzeugbenzin bestätigte diese Mitteilung: es gab kein Verschmieren. Der Fleck war sauber. Darunter eine waschfeste KS-Dispersion. Womit wieder einmal bewiesen war, welche Art von „Anziehungskraft" selbst mehrere Anstiche von guten KS-Dispersionen haben. Diese Auffassung wurde in der gleichen Wohnung bestätigt: im Schlafzimmer war eine Dekortapete angebracht worden. Nicht einen schwarzen Fleck gab es hier. Und auch im Bad, halb gefliest und oberhalb der Verfliesung einfacher mineralischer Anstrich, gab es das Schwarzwerden von Wänden nicht.

Es war nach Mitteilung des begleitenden Hausmeisters die einzige Wohnung in diesem Mehrfamilienhaus, die sich so entwickelt hatte.

Und auch aus der Umgebung gab es keine Rückschlüsse über Staubentwicklungen größeren Ausmaßes. Die Bewohnerin selbst machte auch nicht den Eindruck, dass sie etwa den Haushalt vernachlässigte. Da nun aber allgemein bekannt ist, dass in jeder Wohnung feinster Staub anfällt, der allerdings unterschiedlich entfernt wird, muss hier wohl eher der Hebel angesetzt werden. Klar für den Autor ist in jedem Fall der physikalische Einfluss. Die Staubentwicklung in unseren Wohnungen ist umfangreicher geworden. Wie immer dieser Staub auch entfernt werden mag, durch „nasses Staubwischen", durch spezielle Reinigungsmittel oder durch gezieltes Staubsaugen, die Staubverteilung bleibt. Das können Betroffene immer wieder feststellen, wenn sie alles gereinigt haben: scheint unmittelbar danach die Sonne, **sieht man ihn wieder: den Staub.** Und wer nun in seiner Wohnung seine Rauhfasertapeten immer wieder überstreicht und hier das „anziehende Potenzial" so stärkt, wird weiter mit dieser Erscheinung rechnen müssen.

Der Empfehlung im o/a Gutachten, die Rauhfasertapete zu entfernen und dafür eine normale Schmucktapete einzusetzen, muss gefolgt worden sein. Man hat ausgetauscht, den Gutachter nie wieder angesprochen. Also war es wieder einmal die Tapete, Rauhfasertapeten genau wie bei den Schimmelpilzerscheinungen. Hier sind eindeutig die Maler gefordert, die betr. Kundschaft aufzuklären, dass es sich nicht lohnt, immer wieder Rauhfasertapeten einzusetzen. Und auch die Tapetenindustrie sollte im Bereich der Altbauinstandsetzung den Privatkunden, der alles selber ausführt, darauf hinweisen, dass gesundes Wohnen vom Einsatz einer Tapete mit abhängt.

Wenn also Gutachterkollegen auf dunkle Wände stoßen: immer erst wie oben beschrieben, mit dem Wattebausch die Prüfung vornehmen: schmiert es und das kommt natürlich auch vor, ist es Ruß. Und dann kommen die Fragen nach Kerzenlicht.

Schmiert es nicht, muss man prüfen, wie widerstandsfähig ist der Anstrichfilm? Denn eigentlich war es bei solchen Erscheinungen immer nur eine Rauhfasertapete, die so betroffen war.

Wer immer solche Erscheinungen wissenschaftlich untersucht, sollte den Autor und die Fachpresse informieren. Bestätigt sich der Verdacht auf den beschriebenen Untergrund oder sind es völlig neue Einflüsse, auf die der Autor nicht kam, wird immer interessieren.

Lüftung als Möglichkeit des Energiesparens und des Wohlbefindens

1. Mechanische Lüftung

Tag für Tag ist es notwendig, unsere Wohnräume mit Frischluft zu versorgen. Eine schlechte Qualität der Luft beeinflusst unser Wohlbefinden negativ. Manchmal endet es sogar mit einem „dicken Kopf". Ein Öffnen der Fenster ist dann meist der letzte Ausweg. Das gilt natürlich auch für Gerüche und starken Wasserdampfanfall in der Küche oder nach dem Duschen und Baden. Ein langes Öffnen der Fenster im Winter bedeutet aber auch einen starken Energieverlust. Welche Möglichkeit gibt es nun, um die Wohnungslüftung zu kontrollieren?

Als wichtigste Räume sind hier die Nassräume anzusehen. In ihnen wird sicherlich die meiste Feuchtigkeit produziert, wie z. B. beim Baden, Duschen und Kochen, meist auch Trocknen von Wäsche etc.

Durch eine mechanische Be- und Entlüftung (Ventilatoren) ist es möglich, eine fast konstante Lüftung zu gewährleisten. Ein halber bis einfacher Luftwechsel ist hier nicht utopisch. Sichergestellt ist auf jeden Fall, dass diese Art von Lüftung sparsamer ist, als das Lüften durch undichte Fenster und Fugen. Die Investitionskosten für diese Art von Lüftung halten sich in Grenzen. Nur ganze Wohnungen mechanisch zu be- und entlüften ist natürlich unsinnig.

Selbst der nachträgliche Einbau von so genannten Lüftungssteinen, wie sie früher in Küchen etc. selbstverständlich waren, bietet Vorteile. Eine kostenmäßig günstige Lösung, die wirkt!

2. Natürliche Lüftung

Als allgemeiner Grundsatz der Wohnungslüftung ist nach dem Einbau neuer Fenster zu beachten: oft aber kurz lüften. Ein langes Öffnen der Fenster führt nicht nur zum Austausch der Luft, sondern auch zum Auskühlen der Wände. Es bedarf mehr Heizenergie, um diese Wände wie-

29

der auf ungefähre Raumtemperatur zu bringen, als die Luft zu erwärmen! Durch gezielte Lüftung lässt sich vermeiden, dass z. B. infolge von Kondenswasser auf Putz oder in Wänden die Wärmedämmung nachhaltig herabgesetzt wird und dadurch ein Energieverlust entsteht.

Bei dieser natürlichen Lüftung öffnet man die Fenster weit und nicht länger als 10 Minuten. In dieser Zeit wird die verbrauchte Luft durch trockene Frischluft ersetzt. Bei einer anschließenden Erwärmung dieser Luft ist dann die Möglichkeit gegeben, mehr Feuchtigkeit aufzunehmen. Bei dieser Stoßlüftung entweicht auch nur wenig Heizenergie.

Eine besondere Behandlung müssen Räume mit offenen Feuerstellen erfahren. Es muss sichergestellt sein, dass auch die Verbrennungsluft – am besten durch Dauerlüftung – kontinuierlich ersetzt wird. Offene Feuerstellen sind übrigens nicht nur Kamine, sondern auch Gasöfen, Gasherde und Kohleöfen.

Heizen – aber richtig!

Die Praxis zeigt, dass nach dem Einbau neuer Fenster Heizungs- und Lüftungsprobleme auftauchen. Im Folgenden sollen ein paar wichtige Tipps zum energiesparenden und hygienischen Heizen aufgezeigt werden:

Es sind auch solche Räume zu heizen, die nicht ständig genutzt werden.

Die Innentemperatur von Außenwänden sollte +16 °C nicht unterschreiten.

Türen von weniger geheizten Zimmern sind geschlossen zu halten.

Je nach Nutzung der Räume sollte eine Stoßlüftung pro Tag bis zu viermal wiederholt werden, bei Bedarf auch öfter.

Heizkörper mit konventionellen Ventilen sind während des Lüftens geschlossen zu halten. Bei Thermostatventilen kann man während des Lüftens ein Tuch über die Fühler legen.

Beim Duschen sollte mehrmals die übersättigte Luft abgeführt werden. Allerdings nicht in andere Räume, sondern nach außen!

Wie entwickelt sich im Wohnbereich Schimmelpilz an Wärmebrücken?

Anstelle komplizierter Wärmeschutzberechnungen, mit denen die „Betroffenen" nur selten etwas anfangen können, soll hier nur der normale Ablauf einer Schimmelpilzbildung aus der Praxis beschrieben werden.

Ausgangsposition für die starke Innenkondensation, Grundlage für die Schimmelpilzbildung ist das Vorhandensein einer ausreichend bemessenen Fläche, an der sich die Kondensation abspielt, die Wärmebrücke. Bei abgestellter Heizung (meistens wird auf eine geringe Wärmezufuhr verzichtet!) wird erreicht, dass der kälteste Bereich des betreffenden Raumes weiter abkühlt. Für die meisten Baustoffe gibt es nun aber eine weit bekannte Faustregel bauphysikalischer Berechnungen: 5 % Feuchtigkeit in einem Baustoff reduzieren die Wärmedämmung um ca. 50 %. Das sieht dann in der Praxis so aus, dass dieser betreffende Wärmebrückenbereich durch die mangelhafte Beheizung besonders kühl ist und feucht wird. Alles kühlt somit weiter ab, wobei besonders die Wärmebrücke betroffen ist, so dass dieser Bereich natürlich immer kälter als die übrigen Außenbauteile oder die Raumluft ist! Wiederholt sich dieser Vorgang beispielsweise bei einer feuchten Verblendschale und/oder wird sogar dadurch verstärkt, dass die Temperaturen außen unter den Gefrierpunkt absinken, verringert sich also logischerweise die Wärmedämmung und die Wand wird innen noch kälter. Damit nimmt sie weiter Feuchtigkeit auf, bis es zu einer Sättigung der Oberfläche kommt, die bis zu 90 % Feuchtigkeit betragen kann. Und erst in diesem Fall kann überhaupt Schimmelpilzwachstum beginnen.

Die so oft erwähnte Taupunkttemperatur ist für diesen Vorgang bauphysikalisch überhaupt nicht relevant, was unter Innendämmungen näher erläutert wird. Läuft dieser Prozess der Innenkondensation nun in einem Bereich ab, wo auch Nährlösungen in reichlichem Maß vorhanden sind – wie etwa die vorstehend beschriebenen Rauhfasertapeten einfach oder mehrfach gestrichen –, wird die Feuchtigkeit aus der Innenkondensation gespeichert, summiert sich und bietet den, in bestimmten Monaten des Jahres allgegenwärtigen, Schimmelpilzsporen sofort eine ideale Lebensgrundlage. Wird der betreffende Wandbereich auch nicht mehr ausreichend „belüftet" und ist das Licht hinter Schränken, Betten etc. zudem „diffus", ist das Schimmelpilzwachstum sehr intensiv.

Zu sehr starken Feuchtigkeitssummationen kann es aber erst kommen, wenn jede Frischluftzufuhr völlig unterbunden wird und die Innenkondensation einen Umfang annimmt, der nur durch Feuchtigkeitsmessgeräte zu kontrollieren ist. Es ist also ein Teufelskreis, der sich daraus ergibt, dass durch das geringe Heizen ein bestimmter Wandteil (Wärmebrücke) immer kälter und hierdurch aufnahmefähiger wird für die Ablagerung von Innenkondensation.

Handelt es sich bei dem betreffenden Raum um einen mit isolierverglasten Fenstern und wird nicht gezielt gelüftet, „beschlagen" diese Fenster. Isolierverglaste Fenster dürfen aber nicht „beschlagen", geschieht dies dennoch, sind die Wandbereiche links und rechts neben den Fenstern bereits mit Feuchtigkeit gesättigt!

Spätestens in diesem Moment müssten die Bewohner feststellen, dass sie mit einer viel zu hohen Luftfeuchtigkeit leben. Wenn sie zu diesem Zeitpunkt ein Feuchtigkeitsmessgerät aufhängen (Durotherm oder ein sorgfältig arbeitendes Haarhygrometer), würden sie feststellen, dass jeden Morgen die relative Luftfeuchte weit über 80 % beträgt.

Man nimmt das nicht zur Kenntnis, wischt die Fenster ab, trocknet die Fensterbänke, ärgert sich, lässt die Heizung weiter abgestellt (weil man ja die Wohnung verlässt) und intensiviert damit weiter den Teufelskreis.

Schimmelpilze sind in ihrem Wachstum nicht anders zu beurteilen wie beispielsweise Champignons, so dass sich unter diesen Voraussetzungen das Wachstum nahezu ungehemmt entwickelt. Sind unter der vorstehend beschriebenen Rauhfasertapete nun auch gleichzeitig Gipsputze vorhanden, die ebenfalls Ingredienzien enthalten, die im weitesten Sinne als Nährstoffe zu betrachten sind, läuft der Schimmelpilzbefall noch intensiver und schneller ab.

Wenn es jetzt aufgrund dieser Einwirkungen in den betreffenden Wärmebrückenbereichen „feucht" wird und sich nach dem Feuchtwerden mehr oder minder stark ausgeprägter Schimmelpilzbefall zeigt, wird versucht, diese Erscheinung nicht dem eigenen Lüftungs- und Heizverhalten anzulasten, sondern zunächst einmal der Bausubstanz.

Wäre die Interpretation so einfach, müssten in den Wintermonaten alle Häuser und Wohnungen im Bereich der Wärmebrücken (Außenwände) Schimmelpilzbefall aufweisen. Fest steht aber, dass in der Bundesrepublik nur in etwa 7–8 % aller Wohnungen Schimmelpilzbefall auftritt. – Hier kann also der normale Zusammenhang nicht stimmen!

Sieht man sich die Lage der Schimmelpilzbefall- oder Feuchtstellen näher an, lassen sich eindeutige Schlüsse daraus ziehen: Wenn sich z. B. in einem Schlafzimmer hinter dem Kopfteil der Betten der Schimmelpilz konzentriert, so ist das optisch nachweisbar keine Frage der Bausubstanz. Dies zeigt dem kritischen Bewohner, dass hier etwas nicht stimmt, denn Durchfeuchtungen halten sich nicht an Konturen abgestellter Möbel. **Feuchtigkeit von außen konzentriert sich niemals hinter Schrankteilen oder Kopfteilen von Betten.**

Hier soll einmal ausgeführt werden, wo die Schimmelpilzbildung abläuft: Wenn beispielsweise an einer Giebelfläche keine lokalen Durchfeuchtungsmerkmale vorhanden sind – etwa wolkenartige Flecken mit braunen Rändern – sondern sich Schimmel und/oder feuchte Stellen im Fußleistenbereich abzeichnen, ist für jeden erkennbar, dass Durchfeuchtungen niemals gradlinig ablaufen. Sicher ist auch, dass in Leibungs- und Sturzbereichen von Fenstern Durchfeuchtungen den vorhandenen Putz angreifen. Wenn hier aber Schimmelpilze wachsen, ist sicher, dass diese Bereiche wieder reine Wärmebrückenbereiche sind; oft wächst sogar der Schimmel hier exakt gegen den Luftstrom.

Es wird immer wieder festgestellt, dass die modernen Beschläge (Dreh-Kipp) eigentlich nur im gekippten Zustand verwendet werden – was Luftzufuhr begrenzen muss! Es sind leider nicht nur die Bewohner, die diese Einflüsse übersehen, auch Sachverständige sehen oft darüber hinweg.

Ein weiteres Erscheinungsbild sollte ebenfalls zu denken geben: In Außenwand- und Eckbereichen läuft meistens unmittelbar im Zusammenschnitt beider Wände ein schmaler Schimmelpilzstreifen ab (oder vorher ein schmaler Kondensstreifen), der sich unten, zum kältesten Punkt also, nach beiden Seiten öffnet und sich an der Decke ebenfalls pilzartig entwickelt. Für Bewohner und Sachverständige eigentlich ein untrügliches Zeichen, dass von außen eingedrungene Feuchtigkeit niemals gezielt solche Erscheinungsbilder produziert.

Aus dem Kreis der „Schimmelpilzgeschädigten" und auch aus Kreisen der Wohnungswirtschaft, der Juristen und Richter wurde nach der 1. Auflage immer wieder darum gebeten, den allgemein typischen Befall in den Wohnbereichen näher zu kennzeichnen. Dies haben wir aufgegriffen:

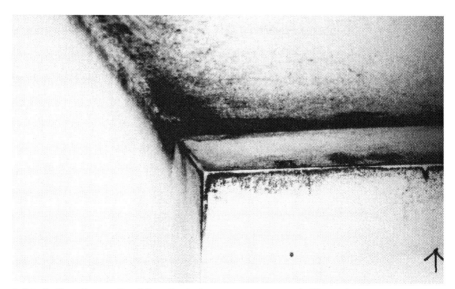

Lebt ein Bewohner mit solchen Erscheinungen, muss man helfen – da ist es unsinnig, zu raten Mietminderungen vorzunehmen! Lüften muss man – und nur das Lüften hilft – so einfach ist das.

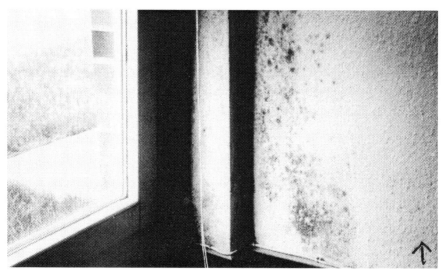

*Das Fenster ist beschlagen – **darf es aber nicht** – damit ist der Schimmelpilzbewuchs vorprogrammiert – wann begreifen eigentlich Sachverständige, oft auch Gesundheitsämter diese Zusammenhänge?*

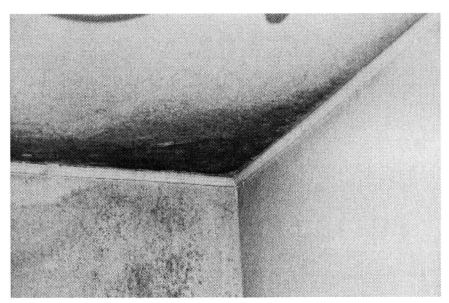

Dass immer die kältesten Bereiche die Kondensfeuchtigkeit aufnehmen und summieren, damit hier der Schimmel wachsen kann, beweist dieses Foto eindeutig. Solche Schwachstellen in der Funktionsfähigkeit einer Außenwand kann es niemals geben!

Wie wollte man denn unter diesem Aspekt bei einer Stahlbetondecke – innen – pilzartige Feuchtstellen und Schimmel erklären?

Wer also solche Erscheinungsbilder feststellt und in den Wintermonaten oft darüber klagt, dass die betreffenden Bereiche vor dem Schimmelpilzwachstum feucht waren, müsste sich eigentlich Gedanken über diese Zusammenhänge machen, ehe er Mietminderungen vornimmt, die außerdem nicht gerechtfertigt sind!

Welche Aufgaben erfüllen Isoliertapeten?

Isoliertapeten werden im Regelfall in einer Dicke von 5 mm geliefert und auch unter Schmucktapeten angebracht.

Sie sind niemals in der Lage, die Wärmedämmung der betreffenden Wand zu verbessern, sie erhöhen auch nicht die Wärme-Speicherung des betreffenden Raumes, sie führen nur zu einer reinen Temperatur-

Erhöhung auf der Tapete von 6,0 °C. Dadurch wird die Kondensation um einen entsprechenden Wert natürlich reduziert – und damit wieder wird das Wachstum der Schimmelpilze entsprechend erschwert! Die Dampfdiffusion wird bei Isoliertapeten auch beeinträchtigt. Etliche Anstriche machen sie **dampfdicht.**

In 80 von 100 Fällen kann man nach der Beseitigung von Schimmelpilzen durch Änderung des Lüftungsverhaltens und Anbringens von Isoliertapeten neues Schimmelpilzwachstum ausschließen!

Besonders in Wohnungen, die nicht konstant beheizt werden, helfen diese Isoliertapeten durch die Erhöhung der Temperatur auf der Wand.

Es muss bei dieser Gelegenheit einmal deutlich darauf hingewiesen werden, dass lediglich die physikalischen Gegebenheiten ablaufen, wie sie hier beschrieben wurden!

Es wird von diversen Seiten immer wieder darauf hingewiesen, dass solche Isoliertapeten gerade bei Auftreten von Schimmel als schädlich angesehen werden müssen, weil die Dampfdiffusion nicht mehr gegeben ist und sich zudem hinter der Isoliertapete Feuchtigkeit sammeln muss, weil die Taupunkttemperatur hier soweit absinkt, dass Feuchtigkeit eintreten muss! Das ist nur bedingt richtig. Für die Praxis und gegen die Schimmelpilzbildung ist in Fällen einer zusätzlichen Innendämmung das Anbringen einer Kalzium-Silikatplatte sinnvoller.

Einsatz von Gutachtern im Streitfall

Wenn erste Feuchtstellen oder sogar Schimmelpilzbildungen in Wohnungen auftreten und erste Ansprüche von Bewohnern angemeldet werden, gleichgültig ob es sich um Mieter oder um Bewohner von Eigentumswohnungen handelt, ist zunächst einmal zur Entlastung der Gerichte der Versuch zu unternehmen, die Ursachen mit den Bewohnern vor Ort zu klären. Diese Broschüre wird in vielen Fällen sicher dazu beitragen, nicht nur bei der Ursachenfindung zu helfen, sondern auch bei den Bewohnern Verständnis dafür auszulösen, dass zwischen dem Auftreten von Schimmelpilzbildungen und Feuchtstellen und spezifischer weiterer Zusammenhänge inklusive des spezifischen Lüftungsverhaltens Zusammenhänge bestehen. Dabei kann der Verfasser aus langjähriger Erfahrung sowohl den Vermietern als auch den Hausverwaltungen anraten, auf spezifische Messmethoden zurückzugreifen, die nachfolgend noch beschrieben werden. Schon anhand solcher Meßmethoden wird ein verständnisvoller „Betroffener" eher bereit sein, Überlegungen anzustellen, die hier ablaufenden Messwerte und ihre Interpretation in der betreffenden Wohnung anders anzusehen, als wenn nur auf die Bausubstanz hingewiesen wird. Wenn die Messungen ergeben, dass die Feuchtigkeit zur Außenwand-Mitte **abnimmt**, ist sicher, dass die Feuchtigkeitsbelastung sich nur innen abspielt. Übrigens sollten auch Temperatur-Messungen vorgenommen werden, damit der Betroffene weiß, wo es am kältesten ist.

Zieht sich aber der Streit schon über einen längeren Zeitraum hin und ist auch der betroffene Bewohner nicht bereit, eine solche „friedliche" Lösung durchzuführen, sollte ein gerichtliches Beweissicherungsverfahren eingeleitet werden, damit alle Umstände, die eventuell zu einem Prozess führen könnten, rechtlich abgesichert sind.

Es hat sich in der Vergangenheit als sinnvoll erwiesen, beispielsweise Handwerker dort einzusetzen, wo das Erscheinungsbild auf Kondensat-Innenbelastung zurückzuführen ist.

Dass in Dachgeschossbereichen oder Giebel-Wandflächen Durchfeuchtungen von außen sofort erkennbar sind, wird unten noch weiter beschrieben. In solchen Fällen ist natürlich die Überprüfung der gesamten Innen- und Außenwand-Konstruktion immer sinnvoll und notwendig!

Bei Feuchtstellen und vor allen Dingen ausgeprägter Schimmelpilzbildung führt jedoch ein solcher Einsatz niemals zum Ziel. In einem solchen Fall muss über das Gericht ein geeigneter Sachverständiger zur Überprüfung herangezogen werden. Nach den Erfahrungen der letzten zwölf Jahre kann der Verfasser nur raten **Sachverständige einzuschalten, die sowohl über ausreichende Kenntnisse der Bauphysik verfügen als auch möglichst über ebenso ausreichende Kenntnisse der Mykologie.**

Erfreulicherweise verstärkt sich offenbar die Zahl der Sachverständigen in der Bundesrepublik, die bei Feuchtstellen und Schimmelpilzbildungen in Wohnungen alle Zusammenhänge kritisch prüfen und hieraus eine klare Aussage machen, wo

a) der Zusammenhang liegt, d. h. also auch die Ursache und

b) wie man diesem Erscheinungsbild wirkungsvoll entgegentreten kann.

Schließlich wird ein sachkundiger und vereidigter Sachverständiger auch darüber eine klare Antwort geben können, ob die von ihm vorgefundenen Erscheinungsformen dem Gebäude anzulasten sind oder dem Bewohner selbst.

Welche Messmethoden eignen sich am besten?

Bevor hier zu den bewährtesten Methoden noch einiges ausgeführt wird, sollen Messmethoden aufgezeigt werden, die heute im deutschsprachigen Raum Europas eingesetzt sind:

1. CM-Messmethode (Carbid-Methode)

Diese Messmethode bewährt sich seit nahezu 30 Jahren. Sie beschränkt sich allerdings, und das ist ein ganz kritischer Faktor, auf mineralische Baustoffe. Das heißt, mithilfe dieser Methode können nur Mörtel überprüft werden, wie sie für Estrichbereiche oder Wandputze zum Einsatz kommen (natürlich auch für Deckenputze und für die übrigen Baustoffe, die oft mitbetroffen sind, das heißt also Beton, Fugenmörtel und Mauerwerk) Die Methode selbst ist keineswegs umstritten, sondern arbeitet nach Auffassung der Verfasser mit einer 95%igen Sicherheit bei allen vorgenannten Baustoffen. Allerdings ist der Aufwand, der in diesem Fall vor Ort betrieben werden muss, beträchtlich. Von dem zu prüfenden Baustoff wird vor Ort eine bestimmte Menge mechanisch entnommen und in einem Mörser sofort zu Pulver verarbeitet. Von diesem Pulver wird eine bestimmte Menge abgewogen und in einen verschließbaren Stahlzylinder mit aufgesetztem Manometer eingefüllt. In diesem Messzylinder sind auch Stahlkugeln vorhanden. Dann wird eine auf die Gewichtsmenge bezogene Ampulle aus Glas (verschlossen) mit pulverisiertem Carbid in die Flasche gegeben. Die Flasche wird verschlossen. Durch die Kugeln wird die Ampulle zerschlagen, und aus Carbid und vorhandener Feuchtigkeit im Mörtel entwickelt sich ein bestimmter Druck, der dann auf einer Tabelle abzulesen ist. Bei den verschiedensten Baustoffen ergibt sich ein unterschiedlicher Druck und damit eine unterschiedliche Aussage über die effektiv vorgefundene Feuchtigkeit.

Von der Unbequemlichkeit des Ablaufs abgesehen, ist diese Messmethode schon deshalb einwandfrei, weil sie vor den Augen aller Beteiligten durchgeführt wird. Die Anwesenden können sich dann bereits vor Ort über die effektiven Feuchtigkeitswerte informieren.

Nachteil dieser Messmethode: Wenn man Putz in einem Bereich abschlägt, in dem bereits Schimmelpilze wachsen. Besteht dieser Putz aus zwei Lagen und ist die äußere Feinschicht besonders wasserführend, die andere aber weniger, gibt es nur einen Wert. Zwischen den beiden Putzlagen und dem dahinter befindlichen Mauerwerk sind also keine exakten Unterscheidungen zu treffen. Wird vom Mauerwerk – beispielsweise bei Kalksandstein – eine kleine Probemenge entfernt, und hier haftet auch noch Putzmörtel an, kommt es ebenfalls zu unterschiedlichen Messergebnissen. Diese Ergebnisse sind zwar für den interpretierenden Fachmann von sekundärer Bedeutung, können aber für die Gesamtbeurteilung eines Wandquerschnitts kritisch werden. Nachdem diese Zufälligkeiten erkannt wurden, entwickelte man eine Methode, die diese feinen Unterschiede überwindet.

2. Gravimetrische Messmethode (Darr-Methode)

Der Vorteil dieser Messmethode liegt zunächst darin, dass jede einzelne Schicht, das heißt also Feinputz, Grobputz und dahinter liegendes Mauerwerk, fast exakt voneinander getrennt werden können.

Die betreffenden Probestücke des zu messenden Materials werden sofort in einzelne luftdichte Dosen gefüllt. Im Labor werden diese Proben gewichtsmäßig exakt erfasst, um sie dann über einen längeren Zeitraum (bis zu 24 Stunden) bis zur Gewichtskonstanz auszutrocknen. Danach wird nochmals gewogen. Aus der festgestellten Gewichtsdifferenz errechnet sich der ursprüngliche Feuchtigkeitsgehalt nach ungefähr folgender Formel:

$$f = Gf \sim Gt \times 100 \ [\text{Gew. \%}]$$

Materialfeuchte in Gewichtsprozenten (Atrophie, d. h. bezogen auf das Trockengewicht) Von der Verfahrenstechnik her und in der Theorie ist dieses Messverfahren vielleicht als ideal anzusehen; in der Praxis müssen einige Punkte ganz klar als negativ herausgestellt werden: Zunächst wird mit einem sehr großen Aufwand in den betreffenden Wohnungen eine große Putzfläche zerstört. Will man den Querschnitt des Außenmauerwerks auf Feuchtigkeit exakt nach dieser Methode untersuchen, wird die zerstörerische Wirkung noch größer. Aus dieser Sicht ist eine solche Verfahrenstechnik bei einfachen Feuchtstellen mit Schimmelpilzbildungen als technisch wenig sinnvoll anzusehen. Berücksichtigt man außerdem, dass jede einzelne Probe (Feinputz, Grobputz und Mauerwerk) in getrennten Dosen verpackt im Labor gelagert wird, um umständlich getrocknet zu werden, ist dieser Aufwand kaum vertretbar. Von Fehlerquellen beim Wiegen und Messen abgesehen, ist auch eine Veränderung an den Proben nicht auszuschließen. Eine Laborüberwachung, die jede Schwachstelle für empfindliche Feuchtigkeitsmessungen ausschließt, ist kaum möglich. Aber auch der Aufwand bei solchen einfachen Messungen ist nicht vertretbar, zumal nach Auffassung des Autors die beiden vorgenannten Methoden längst durch bessere ersetzt wurden.

3. Elektrische Widerstands-Messmethode

Es kann kein Zweifel herrschen, dass diese Methode in der heutigen Messtechnik gerade bei der Ermittlung von Schimmelpilzbefall und Feuchtstellen europaweit (wenn nicht sogar weltweit) die bedeutendste Rolle spielt. Die ursprünglich aus der Holz-Messtechnik herrührende Widerstands-Messmethode ist heute für die Erfassung der vorhandenen Materialfeuchte an allen Baustoffen im mobilen Bereich eine der elegantesten Messmethoden, die es überhaupt gibt. Technisch beruht sie auf der physikalisch begründeten Tatsache, dass sich der elektrische Widerstand je nach vorhandener Feuchtigkeit in nahezu jedem Feststoff stark verändert. Bei geringer Materialfeuchtigkeit erhöht sich dabei der elektrische Widerstand; bei zunehmender Materialfeuchte wird er geringer. Feuchtigkeitsmessgeräte, die nach diesem elektrischen Widerstandsmessverfahren arbeiten, messen in Wirklichkeit den elektrischen Widerstand eines bestimmten Materials und bringen diesen entweder direkt oder aber umgerechnet in Feuchtigkeitsprozente (d. h. Gewichtsprozente) zur Anzeige.

Da die beschriebene Veränderung des elektrischen Widerstands im unteren Feuchtigkeitsbereich nicht unerheblich ist, jedoch im höheren Feuchtigkeitsbereich (bei Holz z. B. über 60 % Atro) stark abnimmt, ergibt sich für das Verfahren dieser elektrischen Feuchtigkeitsmessung nach der Widerstands-Messmethode zwangsläufig die Konsequenz, dass alle Messwerte im niedrigen Feuchtigkeitsbereich mit relativ hoher Genauigkeit erfasst werden können, dass jedoch die Messwerte von einer bestimmten Obergrenze an wesentlich ungenauer werden.

Dabei ist die genannte Materialabhängigkeit im Wesentlichen darin begründet, dass die beschriebene Veränderung des elektrischen Widerstands nicht nur von der Materialfeuchtigkeit, sondern auch von zusätzlichen Faktoren wie Materialtemperatur, chemischer Materialzusammensetzung und in einem gewissen Umfang auch Materialdichte abhängig ist.

Um diesen unterschiedlichen Einflüssen Rechnung zu tragen, sind die modernen Feuchtigkeitsmessgeräte, die nach diesem elektrischen Widerstandsmessverfahren arbeiten, mit unterschiedlichen Sorten, Einstellungen und Temperaturkompensationen ausgerüstet.

Im Bereich der meisten Baustoffe werden von den führenden Geräteherstellern üblicherweise Umrechnungstabellen mitgeliefert, die dem Benutzer dieser Geräte eine sofortige Umsetzung der abgelesenen Skalenwerte (oder Digitalwerte) in effektive Feuchtigkeitsprozente (Gewichtsprozente) ermöglichen (hier aber je nach Werkstoff verschieden!).

Auf dem Markt sind gelegentlich Geräteversionen anzutreffen, die nur mit einer Farbskala, Leuchtdiodenanzeigen o. Ä. ausgerüstet sind. Für die Anwendungsbereiche im vorgenannten Fall sind sie weniger geeignet, da sie zu ungenau sind.

In der Hand von weniger geschulten Fachleuten und bedauerlicherweise auch weniger verantwortungsbewussten so genannten Gutachtern, lassen sich auch mit diesen Geräten Falschwerte manipulieren, worauf an dieser Stelle deutlich hingewiesen werden soll.

Die normalen Geräte, wie sie in der elektrischen Widerstands-Messtechnik eingesetzt werden, arbeiten mit Einzelelektroden, die in einem bestimmten Abstand in die zu messende Wand eingeschlagen werden. Oder es sind zwei Elektroden die in einem **Schlaggerät** parallel eingeschlagen werden. Diese Elektroden haben unterschiedlich lange Stahlnadeln, welche die Feuchtigkeit kontaktmäßig sofort messen und den Wert auf der Skala wiedergeben. Misst man in einem Wärmebrückenbereich einen Wandteil, auf dem sich feuchte oder sogar nasse Tapeten befinden und der darunter befindlichen Gips- oder Kalkputze ist nahezu trocken, werden durch die unisolierten Messnadeln sofort die Werte der Tapetenfeuchtigkeit umgesetzt.

Wichtig:

Auf dem Display des Messgerätes erscheint immer ein relativ hoher Messwert. Dieser Wert ist ein Umrechnungswert und muss anhand einer

Umrechnungstabelle erst einmal auf den gemessenen Baustoff umgerechnet werden. Oft werden die hohen Werte in Gutachten als Effektivwert dargestellt und verunsichern damit Rechtsanwälte und Richter.

Man kann natürlich mit dem Messen der Tapete beginnen und diese Werte zunächst einmal festhalten. Danach sollte zweckmäßigerweise die Tapete entfernt und der darunter befindliche Putz gemessen werden. Dieser Wert ist ebenfalls festzuhalten. Messtiefen jedoch von mehr als 2, 3 oder 4 cm dürfen mit diesen Nadeln nicht gemessen werden, weil sie effektiv falsche Werte ermitteln!

Die Gerätehersteller liefern für solche Wandquerschnitt-Messungen isolierte Elektroden, bei denen nur die absolute Spitze im Baustoff die Widerstands-Messungen vornehmen kann. Die von den Bohrwänden einwirkende Feuchtigkeit wird also bei diesen Elektroden nicht gemessen. Nur solche Messmethoden sind bei der Erfassung einer Wandfeuchtigkeit überhaupt einsetzbar, wenn man einen effektiven Feuchtigkeitswert ermitteln will!

Gepflogenheiten diverser Gutachter, die die auf dem Display erscheinenden Feuchtigkeitswerte immer wieder in ihren Gutachten unterzubringen, ist also eine absolute Falschdarstellung – siehe auch oben –. Nur die Umrechnung der sichtbaren Skalenwerte mit den vorgegebenen Umrechnungswerten der gemessenen Baustoffe kann überhaupt einen effektiven Wert ergeben. Dieser Wert ist im Gutachten festzuhalten damit auch für Rechtsanwälte und Richter ein klarer Feuchtigkeitsgehalt vorliegt, als Beweismittel in einem Prozess.

Aus der Sicht des Praktikers, der diese Geräte schon seit nahezu 30 Jahren bei seinen Gutachten einsetzt, ist aber nicht nur dieser Faktor von großer Wichtigkeit, sondern bei solchen Feuchtigkeitsmessungen empfiehlt es sich, in jedem Fall parallel auch die Werte der relativen Luftfeuchtigkeit im Messraum festzuhalten und entsprechend im Gutachten darzustellen. Darüber hinaus sollten auch die reinen Temperaturwerte in Raummitte, Außenwand und Innenwand in 2 m Höhe und im Fußleistenbereich festgehalten werden, um alle Messwerte mit den Betroffenen zusammen sachlich zu behandeln. Nur eine Übersicht über alle Messwerte kann bei den Betroffenen die Überzeugung auslösen, dass hier eine ganze Reihe von Faktoren im Spiel sind, die zur Feuchtigkeitsbildung und den Schimmelpilzkulturen geführt haben.

Die von Richtern und Anwälten oft geforderte Genauigkeit der so ermittelten Feuchtigkeitsmesswerte soll hier wie folgt zusammengefasst werden:

Die gravimetrische Messmethode bietet nur dann eine hohe Genauigkeit, wenn alle mit einem Spezialgerät entnommenen Baustoffe sofort an Ort und Stelle sauber voneinander getrennt werden, damit beispielsweise die Feuchtigkeit aus dem vorderen Bereich des Putzes nicht mit der Feuchtigkeit des ebenfalls entnommenen Mauerwerks zusammentreffen kann. Im Labor sollten sofort genaue Messungen vorgenommen werden, damit man zu relativ exakten Messwerten kommt. Im Raum stehen bleibt das Wort „relativ": Nachweislich gibt es eine Reihe von Einflussfaktoren, die die Genauigkeit dieser Messwerte letztendlich wieder infrage stellt.

Vergleicht man die Genauigkeit der CM-Messmethode mit der elektrischen Widerstands-Messmethode, kommt man zu interessanten Parallelwerten. Aufgrund langjähriger Erfahrungen mit beiden Messmethoden konnten die Verfasser feststellen, dass an gleicher Stelle ermittelte Feuchtigkeitswerte zu nahezu gleichen Ergebnissen führten. Die Abweichungen sind so geringfügig, dass es sich nicht lohnt, darüber nachzudenken.

Das Ergebnis der **Widerstands-Messmethode** ist so klar für den Gutachtenablauf bei Feuchtstellen und Schimmelpilzen, dass sich alle Beteiligten, insbesondere Richter und Anwälte, ein genaues Bild machen können. Diese Methode kann vor allen Dingen beim Einsatz isolierter Elektroden, von der nassen Tapete bis 20 cm tief im Mauerwerk, den absoluten Feuchtigkeitswert ermitteln und dabei sofort feststellen, ob die Feuchtigkeitsbeeinflussung aus dem Raum oder aus dem Mauerwerk kommt. **Keine andere der hier erläuterten Messmethoden kann eine solche Genauigkeit als logische Schlussfolgerung ermöglichen.**

Die Genauigkeit der elektrischen Widerstands-Messmethode liegt bei mindestens 95 %. Dies ist aber nicht der ausschlaggebende Faktor, sondern ausschließlich der Feuchtigkeitsverlauf. Aus dieser Sicht ist die Einrichtung von richtig genutzten Thermostatventilen eine wünschenswerte Verbesserung zur Herbeiführung eines Wohnwohlbehagens.

Letztlich bleibt festzuhalten, dass keines der beschriebenen Messverfahren für sich allein den Anspruch erheben kann, gegenüber den Vergleichsverfahren nur Vorteile aufzuweisen. In der Theorie und labormäßiger Praxis ist die Darr-Methode sicher die exakteste. Die auf dem

Bausektor seit Jahrzehnten zum Einsatz kommende CM-Messmethode hat sich bei vielen Baustoffen auch bewährt und gibt dem Interpreten bei Schimmelpilz und Feuchtebildungen exakte Messwerte.

Die elektrische Widerstands-Messmethode ist jedoch mit Abstand die eleganteste Methode, den Feuchtigkeitsverlauf in einer Wand exakt zu ermitteln. (Ob es sich hierbei um 100%ige oder 95%ige Werte handelt, ist für die Interpretation von sekundärer Bedeutung!) Eine wichtige Empfehlung für die Sachverständigen bei Trend-Messungen der vorgenannten Art – mindestens 3 – sollten die Werte fotografisch festgehalten werden, damit Juristen klar erkennen können, ob innerhalb des Trends die Feuchtigkeit zur Mauerwerksmitte zu- oder abnimmt.

Sind bei Schimmelpilz-Begutachtungen und Ursachen-Auffindungen nur Feuchtigkeitsmessungen relevant?

Wenn man als Gutachter, und in diesem Fall auch als Fachjournalist, mehr als 20 Jahre auf dem Sektor der Schimmelpilze tätig ist und tausende von Gutachten auf diesem Gebiet gefertigt hat, darf man feststellen, dass nicht allein die Feuchtigkeits-Messung wichtig ist, sondern vor allem auch die Temperatur-Messung!

Um es anders auszudrücken: Wenn es darum geht, betroffene Bewohner über die effektiven Ursachen der Schimmelpilzbildung in ihrer Wohnung aufzuklären, ist die Temperaturmessung wichtiger als alles andere!

Wie sollte man sonst einem Bewohner die Zusammenhänge des „Beschlagens" von Fenstern erklären, insbesondere dann, wenn diese Bewohner die Zusammenhänge aus eigener „Sicht" nicht kennen!

Es wird viel über die Bedeutung von Wärmebrücken diskutiert. Selbst entsprechende Fachleute der Schimmelpilz-Begutachtung kennen die Wirkung der Temperaturmessungen in den besichtigten Wohnungen kaum – noch weniger die richtige Interpretation dieser Messwerte. Wenn aber bei Begutachtungen die gemessenen Temperaturen der besichtigten Wohnung gegeneinander aufgerechnet und in die richtigen Verhältnisse gebracht werden, ist den Bewohnern leicht der vorhandene Schimmelpilzbefall zu erklären.

Der bisher etwas schwierige Vorgang dieser Temperaturmessungen – für den Verfasser das wichtigste Instrument für die Erstellung von Gutachten – wurde von der Industrie aufgegriffen. Sie liefert zum Teil hervorragende Messgeräte: Einfach in der Handhabung und exakt in der Messung. Neu sind auch Messgeräte, die auf Infrarotbasis arbeiten. Hiermit muss nicht mehr umständlich die Innen-Raumtemperatur mit Spezialsonden gemessen werden, um dann an den Außenwänden weitere Kontaktmessungen durchzuführen. Es genügt, wenn mittels des eingebauten Sensors die betreffenden Wandbereiche gemessen werden: 1. Raumtemperatur Raummitte, 2. Temperatur Außenwand (etwa 2,0 m hoch), 3. Temperatur Fensterbereich, 4. Temperatur Fußleistenbereich.

Diese Messungen – in wenigen Minuten vollzogen – geben allen Beteiligten sofort und unbestechlich die vorgefundenen Werte wieder. Immer – selbst in den Sommermonaten – zeichnen sich zwischen Temperatur Raummitte und Fußleistenbereich etliche Grade Unterschied ab. Alle Betroffenen sehen deutlich so die vorhandene Wärmebrücke und somit den Kondensationsbereich.

Innendämmungen bei Schimmelpilzbefall – sinnvoll oder nicht?

Am Anfang dieser Ausführungen ist festzuhalten, dass bauphysikalisch gesehen jede Innendämmung kritisch zu werten ist.

Es soll hier nicht erörtert werden, ob es sinnvoll ist, etwa Kellerdecken zu dämmen, um hierdurch im Erdgeschossbereich bessere Dämmwerte zu erreichen. Auch das Belegen von Stahlbetondecken im Dachbereich (mit Dämm-Matten zur Ausschaltung von Wärmebrücken) soll nur kurz angerissen werden, denn die Dämmung von jeglichen Gebäuden gehört exakt in die Richtung, aus der es abkühlt!

Dennoch wird im Zusammenhang mit dem Auftreten von Feuchtstellen und Schimmelpilzen immer wieder versucht, eine Innendämmung anzubringen, um den betreffenden Erscheinungsbildern entgegenzuwirken!

Für eine klare Übersicht sollen hier die in der Praxis anzutreffenden Maßnahmen kurz beschrieben werden:

1. Isoliertapeten: Hierüber kann der Leser oben ausführlich unter dem Stichwort Isoliertapeten nachlesen.

2. Bekleidungen mit Gipskartonplatten: Es wird oft versucht, den Feuchtigkeits-Erscheinungsbildern aus Innenkondensation (in dieser Form vielfach als Schwachpunkt in der Wand angesehen) durch die Anbringung von Gipskartonplatten an der betreffenden Außenwand zu begegnen. Bedauerlicherweise animiert die betreffende Industrie und/oder Baustoffhändler mangels besseren Wissens solche Praktiken! In solchen Fällen werden zunächst Latten an die Außenwand angebracht und darauf Gipskartonplatten. Häufig wird auch noch eine Dämmung zwischen den Latten und Platten vorgenommen. Hierdurch wird nicht nur der lichte Raum eingeschränkt, sondern auch die notwendige Belüftung dieser „Dämmung" verhindert. Das Ergebnis: Sowohl zur Decke als auch zum Estrich hin schreitet bereits nach kurzer Zeit die Schimmelpilzbildung in viel größerem Umfang fort. Solche Maßnahmen sind daher grundsätzlich auszuschließen. Sie können sich niemals bewähren!

3. Mit Alufolien etc. den angeblichen Feuchtigkeitseinwirkungen begegnen:

In der Praxis kommt es immer wieder vor, dass bei den angeblichen Feuchtigkeitseinwirkungen der Maler angesprochen wird. Dieser empfiehlt oft genug, die betreffende Außenwand zu „isolieren". Sein Vorschlag lautet jeweils, die vorhandenen Tapeten zu entfernen und danach vollflächig eine Alufolie zu kleben. In besonderen Fällen wird auf einen solchen Untergrund noch eine kaschierte Isoliertapete geklebt!

Der Erfolg lässt sich leicht ablesen. Da in einem solchen Fall die Wasserdampf-Diffusion ausgeschlossen wird und auch die Pufferfunktion des Putzes ausfällt, zeigt sich bei Belastung in den Wintermonaten, dass die aufgebrachten Tapeten (oft genug auch noch Rauhfasertapeten!) schnell feucht werden und noch schneller größeren Schimmelpilzbewuchs aufweisen!

Derartige Maßnahmen sind daher sinnlos und unbedingt zu verurteilen!

4. Einsatz so genannter Isolieranstriche: Praktisch eine Parallele zum eben Gesagten. Nach Entfernung der mit Schimmel versehenen Tapeten wird der Putzuntergrund mit einem Isolieranstrich (nach Herstellervorschrift mehrfach aufgetragen) versehen und damit die notwendige Wasserdampf-Diffusion eingeengt oder meist sogar völlig unterbunden. Auch solche Maßnahmen sind niemals geeignet, Feuchtstellen aus Innenkondensatbelastung oder sogar durchschlagender Feuchtigkeit auszuschließen! **Es wird immer das Gegenteil von dem erreicht, was man erreichen möchte.**

5. Einsatz von spezifischen Dämmstoffen auf den jeweiligen Putz der Außenwände:

Die Versuche der letzten Jahre mit verschiedenen Isoliertapeten, die Dämmungen der Außenwände zu verbessern, haben die Erwartungen nicht erfüllt. Reine, unkaschierte „Isoliertapeten", also 5 mm und 10 mm dicke Schaumstoffe, aufgetragen auf einen etwas festeren Tapetenuntergrund, konnten das Schimmelpilzwachstum nicht unterbinden!

Dies ist leicht zu erklären. Da weder eine bessere Dämmung der betreffenden Außenwand noch eine intensivere Wärmespeicherung des Raumes erreicht wird, handelt es sich hier um einen bauphysikalischen „Trick": Die Tapete erhöht auf der entsprechenden Wand die Temperatur um 6 °C (auch im Winter!) und durch diese „örtliche" Dämmung tritt nun eine Reduzierung der Kondensation ein. Dies verringert auch den Feuchtigkeitsumfang im Wärmebrückenbereich und das Schimmelpilzwachstum wird erheblich erschwert.

Doch die natürlichen Wärmebrücken bleiben erhalten und die Wirkung dieser Maßnahme bleibt eingeschränkt. Zudem kann liquides Wasser die Tapete nicht „durchwandern" und auch das Tapezieren dieses Untergrundes wird das Schimmelpilzwachstum nicht ausschließen.

Dies stört den Autor seit Jahren. Wenn dann auch noch mitangesehen werden muss, dass die Industrie glaubt, bauphysikalische Gesetzmäßigkeiten unterlaufen zu können, indem sie beispielsweise für schimmelpilzgefährdete Bereiche Lattengerüste vorsieht und hierauf – oder dazwischen – Dämmungen anbringt, Dampfbremsen einbaut (etwa Alufolien etc.) und auf diese Konstruktionen, die mindestens 100,00 DM/m² kosten, auch noch Gipskartonplatten anbringt, von denen der Fachmann weiß, dass sie unter dieser Belastung schon bald verrotten, muss sich der „Berater" gegen diese Fehlinformation der Betroffenen einfach wehren. Solche Konstruktionen gehören einfach nicht in Kellerräume.

Hier sollte sich allerdings gefragt werden, was ist als Innendämmung überhaupt vertretbar?

Seit über 8 Jahren empfiehlt der Autor eine 2,5 cm dicke Kalzium-Silikat-Platte in gefährdeten Bereichen auf dem Sektor der Schimmelpilzbildung wie Schlafzimmeraußenwände, Ostseiten, Nordseiten etc. (meist

in Hochhäusern) versuchsweise einzusetzen. Exakt dort, wo sich die Isoliertapeten nicht mehr bewährten.

Auf diese Weise wurde kein Schimmel mehr beobachtet, weil die hohe
Alkalität der Platte (pH-Wert 11) jeden Schimmelpilzbewuchs stoppt.
Anfallendes Kondenswasser konnte von der Platte aufgenommen und
ebenso leicht wieder abgegeben werden. Dieses „summierte" sich nicht
mehr im Wärmebrückenbereich. Allein hierdurch konnten bauphysikalische Bedenken ohne weiteres negiert werden.

Die hohe Wärmedämmung der Platte tat ein Übriges, um die Wirkung
der vorhandenen Wärmebrücken zu reduzieren. Somit scheint diese
Platte für spezifische Bereiche bauphysikalisch und mykologisch interes-
santer als Isoliertapeten zu sein.

Diese Platte, leicht anzubringen, ist in der Oberfläche so beschaffen,
dass sie nicht mehr geputzt oder geglättet werden muss, sondern sofort
verarbeitet werden kann. Außerdem hat sie eine so feste Oberfläche,
dass sie tischlermußig zu bearbeiten und zudem noch untrennbar ist.
Für diese Platte bieten sich weit über den Bereich der Schimmelpilz-Aus-
schaltung hinaus interessante Einsatzmöglichkeiten.

Die auf dem Markt angebotenen Kalzium-Silikat-Platten werden bedauerlicherweise nur von zwei Firmen produziert und trotz gleicher
Qualität zu sehr unterschiedlichen Preisen angeboten. Interessenten
hierfür sollten sich im Falle kritischer Beschaffung vom Autor oder vom
Verlag den Produzenten aufgeben lassen. Zudem erscheint es wichtig
darauf hinzuweisen, dass „Spezialfirmen" bei Vorhandensein von
Schimmelpilz zum Teil unsinnige Entfernungsmaßahmen zu hohen Preisen anbieten. Bei einwandfreiem Untergrund ist die genannte Platte
einfach anzubringen und nachzubehandeln. Wünschenswert wäre, dass
in diesem Zusammenhang das Malerhandwerk bei Schimmelpilzproble-
men die Vorraussetzungen schafft durch den Einsatz dieser Klimaplatte
kostengünstige Instandsetzung für die Betroffenen zu schaffen.

Sind bei Schimmelpilzbefall in Wohnbereichen zusätzliche (also nachträgliche) Außendämmungen sinnvoll?

Immer häufiger wird darauf hingewiesen, nicht zuletzt auch durch Richter von Amtsgerichten, Landgerichten und sogar Oberlandesgerichten, dass bei Auftreten von Feuchtstellen und Schimmelpilzbildungen im Innenbereich durch den nachträglichen Einbau isolierverglaster Fenster der Vermieter dann auch die Wärmedämmung seiner Außenhaut zu verbessern hat. An dieser Situation, die von den Behörden geschaffen worden ist – WSV – sind unsere Sachverständigen erheblich beteiligt.

Meistens werden solche Überlegungen dann in den Raum gestellt, wenn bauphysikalisch weniger geschulte Gutachter falsche Interpretationen der festgestellten Erscheinungen oder vorgefundener Messwerte abgeben.

Hieraus ergibt sich erneut, dass die Errechnung des K-Wertes immer wieder zu falschen Überlegungen führt. Es gibt in der Bundesrepublik einige Bereiche, in denen alte Bausubstanz aus dem Jahre 1954 bis 1958 im Jahre 1982 nach den neuesten Überlegungen mit einem Wärmedämm-Verbundsystem versehen wurde. Im Zuge dieser Modernisierungsmaßnahmen sind natürlich auch neue Fenster eingebaut und neue Beheizungsarten installiert worden. Es hat sich dann gezeigt, dass in den Häusern, in denen es vor der Modernisierung über 30 Jahre niemals Schimmelpilze gegeben hatte, nach dem Einbau der isolierverglasten Fenster und Anbringen des Wärmedämm-Verbundsystems bei 3 bis 4 % der Mieter plötzlich und unerwartet Schimmelpilzbildungen aufgetreten sind.

Wenn also ein Richter durch falsche Interpretationen einer solchen Empfehlung des nachträglichen Anbringens besserer Wärmedämmungen folgt, muss er damit rechnen, dass es trotz dieser vielleicht gut gemeinten Überlegung wieder Feuchtstellen und Schimmelpilzbildungen geben kann.

Die Beweisführung für solche Auswirkungen kann jederzeit vorgelegt werden.

Wie unterscheidet man im Wohnbereich echte Durchfeuchtungen von Innenkondensations-Belastungen?

Hygroskopische Einflüsse nach Sanierungen ...

Wer ständig mit durchschlagender Feuchtigkeit zu tun hat, kennt das Erscheinungsbild natürlich genau. Überall dort, wo es Schwachstellen in der Außenhaut gibt, z. B. schwache Fugennetze, brandrissige Steine, schlecht verschlossene Gerüstlöcher, schlechte Zusammenschnitte Beton/Mauerwerk, unzulänglich abgedichtete Außenanschlüsse an Fenstern etc., ist das Erscheinungsbild hierfür typisch. Zunächst einmal bleibt festzustellen, dass diese Erscheinungsbilder nicht „wandern" wie die oben aufgeführten, sondern sich konstant auf die Schwachstellen beschränken. Dann aber sind es nicht die typischen Wärmebrückenbereiche wie Außenwanddecken, Fußleistenbereiche etc., sondern fast immer (von Fenstern einmal abgesehen) Erscheinungen in der Fläche. Es ergeben sich wolkenartige Felder (von Handtellergröße bis 2 m Durchmesser) mit gelblich-braunen Rändern. Wenn über ein Jahr lang beispielsweise eine solche Feuchtigkeit durch einen Baukörper eindringt, werden darin befindliche Salze und löslicher Kalk transportiert. Hiervon werden insbesondere die Salze am Innenputz herauskristallisiert und fangen bereits nach kurzer Zeit an, den Putz innen zu zerstören. Handelt es sich um einen üblichen Kalksandputz, ist das Zerstörungsbild klar; handelt es sich um Gipsputze, gibt es sogar ganz erhebliche aufblähende Putzbereiche und die Ränder sehen aus, als seien sie mit Watte versehen. Tapeten verfärben sich (auch Textiltapeten), aber sie lösen sich nicht vom Untergrund. Auch das ist ein ganz klassisches Unterscheidungsmerkmal. Tapeten können sich nur dann vom Untergrund ablösen, **wenn von innen Kondensat einwirkt**. Das ist ein sehr kritischer Ablauf, der hier nicht weiter behandelt werden soll. Dennoch bleibt festzustellen, dass die Tapete sich bei Durchfeuchtungen niemals von der Wand ablöst. Das gibt es nur bei Innenbelastungs-Kondensation.

Schon aus dieser Sicht kann jeder Betrachter relativ schnell feststellen, ob es sich bei den festgestellten Feuchtstellen um Innenbelastung handelt oder um Durchfeuchtungen von außen. Sobald aber mit den oben angeführten Messgeräten geprüft wird, kommt man der Durchfeuchtung sehr schnell auf die Spur. Besonders nach starken Regenfällen wird es von innen nach außen nasser, aber niemals trockner, wie bei den oben angeführten Kondensaterscheinungen.

Ein geübtes Auge erkennt ohne große Untersuchung der Bausubstanz, ob die Feuchtstellen aus Innenkondensat herrühren oder von der durchschlagenden Regenfeuchtigkeit.

Ein weiteres untrügliches Merkmal für die Innenkondensat-Belastung ist das Beschlagen isolierverglaster Fenster. Die Rechtsprechung geht davon aus, dass ein mit Innenkondensat beschlagenes isolierverglastes Fenster einen eindeutigen Beweis dafür liefert, dass hier keine Schwäche der Bausubstanz vorliegt, sondern ausschließlich eine Belastung aus dem mangelhaften Verhalten der Bewohner – ein Faktor, den sich alle Betroffenen deutlich vor Augen führen sollten.

Schmutzablagerungen in Wohnungen – bevorzugt in Neubauten

Es häufen sich die Fälle, vorwiegend in Ballungsbereichen, in denen Mieter oder Wohnungseigentümer ungewöhnliche Erscheinungsbilder melden und um Beseitigung bitten, zumindest aber erwarten, dass man die betreffenden Erscheinungsbilder aufklärt und ihnen die Ursache mitteilt.

Wie sehen die Erscheinungsbilder aus?

Vorwiegend in Außenwand-Eckbereichen, in Zusammenschnitten von Außenwänden/Decken etc. zeichnen sich Schmutzablagerungen ab, die zunächst für den Betrachter wie Rußablagerungen aussehen. Sie sind manchmal auch noch wolkenartig ausgebildet.

Interessanterweise findet man sie nur in Räumen mit hermetisch abschließenden isolierverglasten Fenstern!

Was wird als Ursache aufgegeben?

Zuerst wird versucht, als Ursache natürlich Umwelteinflüsse heranzuziehen: schlecht ziehende Schornsteine in der Nachbarschaft, Heizungsanlagen benachbarter Industriebetriebe etc. Im Sonderfall auch undichte Heizungen in Nachbarwohnungen beziehungsweise unzulängliche Heizungsanlagen. In diesen Fällen wird oft genug darauf hingewiesen, dass Nachbarn im selben Hause solche Erscheinungsbilder nicht kennen!

Sind solche Erscheinungen nur auf Tapeten oder auch auf einfachen Anstrichen feststellbar?

Es ist interessant, dass solche Erscheinungsbilder vorwiegend auf den neuen PU-Tapeten festgestellt werden, auf Rauhfaser-Tapeten treten sie allerdings auch auf. (siehe Fogging Seite 27)

Aber auch auf einfachen Kunststoff-Dispersionsanstrichen sind solche Erscheinungsbilder anzutreffen, wenn beispielsweise in einem Neubau die Wände noch nicht tapeziert wurden.

Sind diese Erscheinungen nun wirklich Schmutzablagerungen aus Heizungsbereichen etc.? Oder was sind die effektiven Ursachen?

Die Antwort ist relativ einfach und, wie noch zu erklären ist, auch überzeugend:

Die geschilderten Schmutzablagerungen sind „selbst gemacht" und haben eine leicht zu erklärende physikalische Ursache. Baufachleute kennen solche Erscheinungsbilder aus anderen Bereichen; weniger geschulte Bewohner werden sich vereinzelt ebenfalls an solche Erscheinungsbilder erinnern. So werden z. B. in einem Haus Gasbetonblöcke verbaut. Der Bauunternehmer hat dabei die Vorschriften des Vermauerns solcher Gasbetonsteine (mit einer hohen Wärmedämmung!) missachtet. Die Vorschrift sah vor, dass ein Spezialmörtel (ebenfalls wärmegedämmt!) als eine hauchdünne Schicht als Mauermörtel zu verwenden ist. Der ausführende Maurer vergaß diese Vorschrift und setzte nicht nur einen normalen Mörtel ein – etwa einen Kalkmörtel –, er mauerte auch wie gewöhnlich mit „ausreichend dickem" Mörtelbett. Nach dem Einzug stellten die Bewohner schon im ersten Winter fest, dass sich das gesamte Fugennetz bzw. der Mauerwerksverband an der betreffenden Außenwand abzeichnete. Fachleute nennen diese Erscheinung: Wärmebrückenbildung. Dabei hat diese sichtbare Wärmebrücke natürlich die Eigenschaft, aus der Atmosphäre – sprich Raum-Staub anzuziehen und diesen Staub dann festzuhalten. Sobald auf solche Mauerwerksbereiche entweder ein neuer Dämmputz aufgetragen oder nur eine Isoliertapete aufgeklebt wurde, verschwand das Erscheinungsbild und zeigte sich nie wieder!

Und genau die gleichen bauphysikalischen Erscheinungsbilder sind auch für die oben aufgeführten Bereiche heranzuziehen. Dabei läuft ungefähr folgender Prozess ab: Sobald der Winter mit tiefen Außentemperaturen einsetzt, wird nicht nur bei geschlossenen (isolierverglasten) Fenstern geschlafen, sondern auch versucht, Heizkosten zu sparen, indem die Heizung während der Nacht und teilweise auch am Tage ausgestellt wird. Dies trifft besonders dort zu, wo die Bewohner durch Berufstätigkeit tagsüber abwesend sind.

Unter diesen Voraussetzungen kühlen die Außenwände spürbar ab. Dabei sind die Außenwand-Ecken und Wand-Decken-Zusammenschnitte immer die kältesten Punkte. Auch Leibungs- und Fußleistenbereiche, bevorzugt an den Außenwand-Ecken, sind ebenfalls häufig betroffen.

Obwohl bei Anwesenheit intensiv geheizt wird, werden die Außenwände nicht mehr durchgewärmt, sondern sie kühlen weiter ab. Dies umso schneller, je mehr die Außentemperaturen sinken.

Dabei läuft ein Prozess ab, den Brillenträger gut kennen: Die dadurch ausgelöste Kondensation spielt sich an den kältesten Bereichen ab, die vorstehend genannt wurden. Mit der Kondensation wird auch der Staubfluss in die gleiche Richtung gelenkt. Eine Feuchtigkeitsspeicherung wie bei der Rauhfasertapete, die durch den Gehalt an Weichholz die Kondensationsablagerung aufnimmt und zum unmittelbaren Nährlösungsbereich wird, findet hier nicht so statt.

Wird nun in spezifischen Fällen kaum geheizt, entwickeln sich durch diese Kondensations- und Staubströme in den oben beschriebenen Bereichen wolkenartige Schmutz(Staub)-ablagerungen. Wird sporadisch geheizt, zeichnen sich oft schon nach wenigen Wochen im Heizungsbereich starke Verschmutzungsstreifen ab, immer oberhalb der Heizkörper. Die Fenster nehmen natürlich auch teil an dieser Entwicklung – auch hier setzt sich der Staub ab. Wir haben somit die Parallelen mit dem oben aufgeführten Beispiel des falschen Mauerns.

Um ein solches Erscheinungsbild zu vermeiden, sollte der Heizkörper in Betrieb gehalten bleiben – und sei es auf der untersten Stufe – und gezielter gelüftet werden. Die Praxis lehrt immer wieder, gezieltes Lüften und Heizen fördert weder Schmutzablagerungen noch Kondensation und/oder Schimmelpilzbildungen.

Letztlich sind es immer wieder die Fenster unserer Zeit, die dieses Phänomen auslösen. Ohne die viel zu dicht schließenden Fenster hätten wir kaum die vorbeschriebenen Schmutzablagerung! Nur Ruß oder Rückstände vom starken Rauchen sind es nie!

Teil II – Schimmelpilz im Industriebereich

Vorwort und geschichtlicher Rückblick

Schimmelpilze gibt es gerade in Lebensmittel-Betrieben seit nahezu 100 Jahren. Besonders die Bäckereibetriebe – in früherer Zeit Handwerksbetriebe und eigentlich erst seit etwa 25 Jahren industrialisiert – klagen über diese Erscheinungsbilder.

Auch Wurstküchen von Schlachtereien zeigen immer wieder dieses Erscheinungsbild. Interessant ist, dass auf diesem reinen Industriesektor kaum rechtliche Auseinandersetzungen stattfinden, denn diese oder ähnlich gelagerte Betriebe, ob Handwerks oder Industriebetrieb, befinden sich überwiegend im eigenen Besitz. Somit sind sie mietrechtlich nie relevant und treten dadurch selten als Schwachpunkte für Schimmelpilzbildung auf.

In Betrieben, die angemietet wurden, ist man sich der Einflüsse zur Schimmelpilzbildung bewusst, weil man dieses Erscheinungsbild aus Erfahrung kennt.

Ursachen der Schimmelpilzbildung in spezifischen Bereichen

Sind im Wohnbereich überwiegend die neuen Fenster die Hauptursache für die starke Schimmelpilzbildung, ist im Industriebereich besonders die Lüftung herauszustellen! Im Wohnungsbereich werden besonders die Wärmebrückenbereiche der Außenhaut als Mit-Ursache angesehen; diese Bereiche sind im Industriebetrieb, auch in der reinen Lebensmittelbranche, überhaupt nicht mehr relevant.

Dadurch werden jene Gutachter und Fachleute zu einer sachlicheren Überlegung gezwungen, die fälschlicherweise das Schimmelpilz-Wachstum einer entsprechenden Bausubstanz anlasten.

In diesem Teil wird sich klar abzeichnen, dass die im Wohnungsbau immer wieder herangezogenen Wärmebrücken-Bereiche hier überhaupt keinen Einfluss mehr haben.

Was sind die Ursachen der Schimmelpilzbildung im Industriebereich?

Wie sich zeigen wird, können hier nur die Trends – und die Haupteinflüsse – beschrieben werden. Auch in diesem Bereich bleiben Fragen offen.

1. Ursache: Mangelhafte Lüftung ist auch in den Industriebetrieben eine der wesentlichen Ursachen –, dass war in den Bäckereien der älteren Handwerksbetriebe so und ist auch in modernen Industriebetrieben nicht anders. In Bäckereien und vornehmlich auch in großen Wurstküchen von Schlachtereien ist dieses Erscheinungsbild nicht mehr so ausgeprägt. Dies liegt im Wesentlichen daran, dass diese Betriebe heute „klimatisiert" sind. Damit ist gleichzeitig der wichtigste „Feind" der Schimmelpilzbildung gebannt: durch ständige Frischluftzufuhr und ständige Luftbewegung.

2. Ursache: Bereitstellung geeigneter Nährlösungen! Im Wohnungsbereich wird die Rauhfasertapete als besonders ausgeprägte „Nährlösung" herausgestellt. Diese spezifische Tapete enthält u. a. Weichholz als „strukturgebende" Komponente; mit dem anfallenden Wasser aus der Kondensation gibt es hier somit die Nährlösung, deren Wirkung sich durch jeden Anstrich mit Kunststoff-Dispersion erhöht.

In den vorgenannten Industriebereichen sind es die Einflüsse aus der Produktion, die diese Nährlösungen liefern: Eiweißstoffe aus den verschiedensten Produkten wie Mehl, Fleisch u. v. a. mehr.

3. Ursache: Klimatische Verhältnisse. In den beschriebenen Industriebetrieben ist der Schimmelpilzbefall umso umfangreicher, je größer der Anfall der Kondensfeuchtigkeit ist und je höher die Temperaturen sind. In Bäckereien mit hohem Anfall natürlicher Nährlösungen wie Mehl und Zucker, aber ohne Klimaanlagen, ist der Befall mit Schimmelpilz eine natürliche Folge.

Auch in Schlachtereibetrieben ergibt sich durch natürliche Nährlösungen aus der Produktherstellung eine hohe Luftfeuchtigkeit, die zu besonders intensivem Schimmelpilzwachstum führen kann.

Mit dieser Gefahr muss auch in anderen Lebensmittelbetrieben gerechnet werden, in denen die oben beschriebenen Faktoren zusammentreffen. Fazit: Sobald in den Betrieben für eine kräftige „Umluft" gesorgt wird, schwindet der Schimmelpilzbefall. Durch den Einbau von Klimaanlagen wird die relative Luftfeuchtigkeit reduziert und eine gemäßigte Temperatur hergestellt; damit ist dem Schimmelpilzwachstum die Grundlage genommen. Diese erwiesene Tatsache in ihrer überschaubaren und nachweisbaren Logik sollte ohne Mechanik in die Wohnbereiche übertragen werden!

4. Ursache: In überdachten Badeanstalten können ebenfalls die oben beschriebenen Einflüsse (hohe Luftfeuchtigkeit und schlechte Belüftung) ihre Wirkung zeigen, die noch unterstützt werden durch ständiges Nachstreichen der nicht verfliesten Bereiche mit Kunststoffdispersionen.

Wie schon im 1. Teil ausführlich beschrieben wurde, hat bereits der Anstrich von Rauhfasertapeten eine schimmelpilzfördernde Wirkung. Dies trifft unter spezifischen Voraussetzungen auch auf Putzflächen zu. Über diese Einflüsse soll unmittelbar aus der Praxis berichtet werden, um die Zusammenhänge klarer darzustellen.

5. Ursache: Die Einflussnahme aus spezifischen Kunststoffbelägen – etwa Polyurethan-Versiegelungen –, die unter Mitbenutzung von spezifischen Härtersystemen (Amine) zum Abschluss von hochverschleißfesten Kunststoffböden eingesetzt wurden (Versiegelungsmittel). Wie immer ein solcher Kunststoff-Fußboden auch hergestellt wurde, es erfolgte unter Zuhilfenahme von Körnungen (Quarze 0/3 mm), wie bei der Herstellung von Kunststoff-Böden üblich.

Um nun einen hervorragenden Schutz der Fußböden (speziell in der Lebensmittelindustrie) gegen mechanische Angriffe, gegen ständige Wasserbenetzung, gegen Reinigungsmittel und gegen Stoffe aus der Produktion (in der Lebensmittelbranche z. B. Eiweiß, Zucker, Fett etc.) zu gewährleisten, wird die Fußbodenoberfläche beispielsweise mit den geschilderten Stoffen „versiegelt". Nun spielt sich Folgendes, relativ leicht zu Beweisendes ab: Da die Oberflächen niemals planeben und völlig glatt sind, bilden sich durch die beschriebene Kornzusammensetzung winzige kleine „Kavernen", die im Zusammenhang mit anderen Einflüssen (Eiweiß-Stoffe und weitere Nährlösungen) einer Schimmelpilzbildung Vorschub leisten. Voraussetzung hierfür ist natürlich auch eine hohe Luftfeuchtigkeit von über 80 % und mangelhafte Luftumwälzung.

6. Ursache: Der Einsatz spezifischer Reinigungsmittel soll hier untersucht werden. Die unter der 5. Ursache geschilderten Kavernen scheinen einen Schimmelpilzbefall unter spezifischen Aspekten zu fördern. Dies

56

trifft augenscheinlich aber nur bei Kunststoff-Böden auf, nicht auf alkalischen Betonfußböden (Verschleiß-Estriche) oder Zementmörtel-Estrichen.

Die Oberflächenentspanner in Reinigungsmitteln (Tenside) tragen unter gewissen Gesichtspunkten genauso dazu bei, das Schimmelpilzwachstum zu fördern, wie auch Reinigungsmittel mit leichten Zusätzen von Phosphorsäuren. Bei diesen spezifischen Reinigungsmitteln werden Phosphate freigesetzt, die ganz augenscheinlich vielen Pilzarten das Wachstum ermöglichen. Hierbei scheinen die bodenbewohnenden Pilzgattungen wie Tri-choderma und Aspergillus niger besonders begünstigt zu sein. Aber auch Pilzgattungen wie Alternaria und Mucor sind auf spezifischen Böden anzutreffen. Bei diesen Pilzen handelt es sich bekanntlich um Kohlenstoff-heterotrophe Organismen, die sich auch auf zahlreichen organischen Substanzen ansiedeln können. Dabei scheinen viele dieser Pilzarten so resistent zu sein, dass sie im Schutze der oben erwähnten Kavernen offenbar selbst mechanischen Einflüssen gegenüber widerstandsfähig sind. Im Anhang soll über die Beseitigung solcher „Schimmelgärten" besonders resistenter Pilzsorten noch etwas ausgesagt werden.

Bericht aus der Industrie zu den vorgenannten Ursachen

Die Bundesanstalt für Fleischforschung in Kulmbach setzt sich seit mehr als 30 Jahren mit Schimmelpilzen in Fleischereibetrieben auseinander. Welche Konsequenzen sich aus der Forschung dieses Instituts ergeben, soll später noch besonders herausgestellt werden. Dies ist nicht nur für Fleischereibetriebe richtungsweisend, sondern auch für viele ähnlich gelagerte Lebensmittelwerke. Fest steht jedoch, dass das Schimmelpilzwachstum an Wänden und Decken in Produktions- und Lagerräumen der Lebensmittelindustrie eine nicht zu unterschätzende Infektionsquelle für die in diesen Räumen verarbeiteten oder gelagerten Nahrungsmittel darstellt. Dabei ist erwiesen, dass die hohe relative Luftfeuchtigkeit, teilweise auch hohe Raumtemperaturen, und die sich meist aus organischen Substanzen zusammensetzenden Wandverschmutzungen das Schimmelpilzwachstum in einem kaum noch zu überbietenden Tempo beschleunigen. Heute wie vor 20 Jahren ist die Bekämpfung des Wandschimmels im gesamten lebensmittelverarbeitenden Gewerbe ein wichtiges wirtschaftliches und natürlich auch hygienisches Problem. Der Schimmelpilzbefall an Wänden und Decken in Kühlhäusern und Fabrikationsräumen führt nicht nur zu einer frühzeitigen Zerstörung des Wandanstrichs, zu Verfärbungen usw., sondern stellt gleichzeitig eine nicht zu unterschätzende Infektionsquelle dar.

Schimmelpilze – und das wurde oben schon oft erwähnt – benötigen für ihr Wachstum organische Substanzen, da sie wegen des fehlenden Chlorophylls keine Kohlensäure aus der Luft annehmen können. Aus diesem Grunde herrschen für Schimmelpilze besonders in Lebensmittelbetrieben nahezu optimale Existenzbedingungen, die sich durch die vorgenannten Wandverschmutzungen und die Zufuhr organischer Substanzen verbessern.

Schimmelpilze sind dabei in der Lage – wie im Wohnungsbau schon herausgestellt –, sich auch bei niedrigen Temperaturen zu vermehren. Ganz offensichtlich liegt ihr Temperaturminus unter 0 °C. Erst bei – 12 °C scheint die Schimmelpilzentwicklung zum Stillstand zu kommen. Doch bei – 8 °C können sich auf Rindfleisch noch Schimmelflecken bilden, wie Schmidt-Lorenz und Gutschmidt schon 1968 festgestellt haben. Dabei ist zu berücksichtigen, dass in den bereits vorhandenen Kolonien die Temperaturen durch die Isolationswirkung der eingeschlossenen ruhenden Luft und durch exothermische Stoffwechselvorgänge höher liegen können als im Raum selbst – oder anders ausgedrückt: Es kommt zur Ausbildung eines gewissen Mikroklimas. Darauf wies Bohne bereits 1968 hin. Darüber hinaus stellen die Schimmelpilze offenbar keine großen Forderungen an die relative Luftfeuchte in Räumen mit den vorgenannten Bedingungen, weil ihre untere Grenze, die eben noch die Auskeimung der Sporen erlaubt, bei etwa 75 % relativer Feuchte zu liegen scheint.

Was aber wichtig ist sowohl für Wohnbereiche als auch für lebensmittelverarbeitende Betriebe: Die an Decken und Wänden wachsenden Schimmelpilze geben ihre Sporen in die Raumluft ab und können sich daher mit den in diesen Räumen verarbeiteten oder gelagerten Nahrungsmitteln verschmelzen (im Wohnungsbereich etwa Küchen etc.). In der fleischverarbeitenden Industrie ist bekannt, dass durch solche Schimmelpilzverschmelzungen Fehlfabrikate entstehen. Natürlich können auch schadhafte Wand- und Deckenanstriche, feuchte Wände in Kühl- und Betriebsräumen die Ursache für die Ausbreitung der Schimmelpilze sein. Durch ihre Enzyme nehmen die technologisch unerwünschten Schimmelpilze aktiv am Abbau und an der Zersetzung des

Fleisches und der Fleischwaren teil. Daneben aber beeinträchtigen sie die Qualität und das Aussehen vieler Fleischerzeugnisse durch ihr Wachstum auf der Oberfläche.

Die oben erwähnte Bundesanstalt für Fleischforschung hat festgestellt, dass es gerade auch in Kühlräumen zuweilen zur Ansiedlung bestimmter kälteresistenter Schimmelpilze kommen kann. Hier verbietet sich die normale Nassreinigung mit Dampfstrahl oder Hochdruckwasserstrahl wegen der Beeinflussung der relativen Luftfeuchtigkeit, die gewöhnlich auf einen bestimmten Wert eingestellt ist. Eine Möglichkeit zur regelmäßigen Reinigung und Desinfektion gefährdeter Räume wäre die UV-Bestrahlung. Die Bestrahlungsverordnung erlaubt jedoch eine direkte Bestrahlung des Fleisches nicht. Es werden auch neuere Versuche in Deutschland erwähnt, die mittels eines Gleichspannungsfeldes derartige Räume entkeimen sollen.

Für die Erkennung ist hier noch wichtig, dass der Schimmelpilzbefall nicht nur in Form typischer Schimmelpilzrasen auftritt, sondern oft das mit bloßem Auge sichtbare Mycel, welches die Herstellung bzw. Lagerung von Lebensmittel gefährdet (Had-lock 1967 b). Interessant ist, dass bei verschimmelten Lebensmitteln hauptsächlich Penicillin, Aspergillen und Mucoraceae (Wundram und Schönberg, 1953) auffallen. Es ist aber nicht allein der Einfluss auf die Lebensmittel, der hier herausgestellt werden soll; fest steht, dass Schimmelpilze auch Farbanstriche an Wand und Decke beschädigen. Aufgrund ihrer Fähigkeit, sich unterschiedlichen Umwelteinflüssen wie niedriger Luftfeuchtigkeit, starken Temperaturunterschieden und schlechten Ernährungsbedingungen anzupassen, nehmen die Schimmelpilze bei der Farbanstrichzerstörung die vorrangige Stellung ein (Roß et al. 1968). Dabei scheinen die häufigsten Anstrichzerstörer offenbar Penicillum Expansum, Glastoporium herabrum etc. zu sein (Wundram und Schönberg, 1953).

Wie bereits für den Bereich der Kondensation ausführlich beschrieben, begünstigen gerade hohe relative Luftfeuchten (liquide Kondensation) neben den bereits erwähnten Verunreinigungen organischer Natur das Schimmelpilzwachstum und damit natürlich auch die Zerstörung der Wand- und Deckenanstriche.

Ohne dass hierbei immer Außenwände betroffen sein müssen, ist es wichtig, besonders in Feuchträumen zur Ausschaltung von Kondensation für eine ausreichende Wärmedämmung der betreffenden Wand- und Deckenflächen zu sorgen. Wenn anstelle von Fliesen diese Bereiche einen Anstrich erhalten sollen, ist auf eine genügend wasserdampf-bremsende Wirkung zu achten, um eine zu hohe Durchfeuchtung der Anstriche auszuschließen. Dispersionsfarben, Leim-, Kalk- und Mineral-farben genügen daher diesen Anforderungen nur unvollkommen.

Aus diesen Erkenntnissen heraus wurde daher schon vor mehr als 30 Jahren dazu übergegangen, Anstrichfarben für ungefliesste Wand- und Deckenbereiche einzusetzen. Über dass Ergebnis der Wirkung solcher Anstrichfarben, die im Nachhinein heute in jedem Fall als vorbeugende Schutzanstriche anzusehen sind, wird noch weiter unten berichtet – siehe Beitrag „Beseitigung von vorhandenem Schimmelpilz".

Die Berichte aus Lebensmittelbetrieben – auch aus dem Jahr 1987 – zeigen, dass der Schimmelpilzbefall in diesen Bereichen keineswegs unter Kontrolle ist; dies trifft insbesondere auf Wurstküchen, Fleischereien und fleischverarbeitende Industrien zu.

Handelt es sich in Lebensmittelbereichen um besonders resistente Schimmelpilz-Arten?

Nach dem, was der Autor mit namhaften Mykologen in diesem Zusammenhang behandeln konnten scheinen insbesondere schwarze Schimmelpilze wie Cladosporium-Arten in Lebensmittelbereichen vorzukommen. Auch der Aspergillus niger gehört ganz offensichtlich zu den bevorzugt anzutreffenden Arten. Wo Optimalbedingungen vorherrschen – wie sie auch oben beschrieben wurden – kommt es bei beiden Pilzarten zu Höhepunkten in ihrer Massenentwicklung. Umgekehrt jedoch führen nachteilige Verhältnisse eher zu einer Verdünnung der Populationen in bestimmten Bereichen und sogar zum Verschwinden einer Art aus einem kleineren, nie aber aus einem großen Gebiet. Interessant ist auch, dass Konidien von Aspergillus niger und von mehreren Fusariumarten feuchte Kälte nicht überstehen (– 22 °C), jedoch viele andere Pilzkeime unter diesen Bedingungen durchaus noch am Leben bleiben können.

Mikroklimatisch bedingte Refugien, ökologische Nischen etc. ermöglichen dass Überleben, unter Umständen fördern sie sogar Wachstum und Vermehrung einer begrenzten Zahl von Keimen auch dann, wenn dies durch das Gesamtklima ausgeschlossen zu sein scheint.

Wenngleich liquide Feuchtigkeit im Wesentlichen das Wachstum der vorgenannten Pilze erleichtert, zum Wachstum und zur Entfaltung ihrer zerstörerischen Aktivität benötigen die Pilze oft nur ein Minimum an Feuchtigkeit. Ist diese Bedingung erfüllt, besiedeln sie auch Papier, Schnüre und andere nährstoffarme Materialien. Im Wesentlichen entwickeln sie sich an feuchten Wänden. Hierbei muss es sich um liquide Feuchtigkeit handeln, wie sie bei der Innenkondensation anfällt. Es können niemals Wände gemeint sein, die durch Schlagregen eine leichte Feuchtigkeitsaufnahme erreicht haben.

Wichtig ist auch, dass nicht selten an den beschriebenen Standorten als Pionier-Population viele Pilzarten gleichzeitig anzutreffen und diese oft auch mit Bakterien vergesellschaftet sind.

Und auch im Industriebereich gilt, dass das Trockenhalten und die gute Durchlüftung praktisch die wesentlichsten Voraussetzungen dafür sind, dass der Schimmelpilz sich nicht mehr weiter ausbreiten kann.

Wenn wir also auf die Frage zurückkommen, ob es sich bei den in Lebensmittelbereichen oft anzutreffenden Schimmelpilzen um besonders resistente Typen handelt, möchten wir festhalten, dass wohl insbesondere die bodenbewohnenden Pilzgattungen wie Trichoderma, aber auch Aspergillus niger, unwahrscheinlich resistent zu sein scheinen. Wie aus einem nachfolgenden Industrie-Bericht erkennbar ist, widerstehen diese Pilze selbst starken mechanischen Beanspruchungen – und nicht nur das, sie widerstehen auch starken Reinigungsmitteln, die sogar Phosphorsäure enthalten können. Dies wird dem Reinigungssektor völlig neue Aspekte eröffnen.

Aber auch in anderen Bereichen, auf Tapeten, Fliesen und Fugenmassen der unterschiedlichsten Zusammensetzung, gedeihen Schimmelpilze und sind so resistent, dass sie oft nicht einmal mechanisch beseitigt werden können. Allein dies zeigt schon den ungewöhnlichen Widerstand der verschiedensten Schimmelpilze.

Welche Industriebereiche und/oder Handwerksbetriebe sind besonders betroffen?

Zahlreiche Gutachten aus der lebensmittelverarbeitenden Industrie – auch beispielsweise aus Betrieben, die Fertigmahlzeiten herstellen – zeigen, dass hier immer wieder mit Schimmelpilzbefall gerechnet werden muss. Besonders kritisch scheint aber der Schimmelpilzbefall nach wie vor in kleinen und mittleren Fleischereibetrieben, Wurstküchen und dgl. zu sein. Dass dabei natürlich immer die oben erwähnten Voraussetzungen vorhanden sein müssen, um den Schimmelpilzbefall zu fördern, ist selbstverständlich. Auch hier kann das Schimmelpilzwachstum gestoppt werden, beispielsweise durch Einbau von Klimaanlagen, die für ein ausgeglichenes Raumklima sorgen: Reduzierung der hohen relativen Luftfeuchte und vor allen Dingen eine bessere Belüftung der einzelnen Räume. Natürlich müssen alle anderen Voraussetzungen ebenfalls „stimmen". Selbst die beste Luftumwälzung kann allein keinen 100 %igen Erfolg garantieren, wenn trotz aller Bemühungen, die relative Luftfeuchte zu senken, immer noch mit hohen Luftfeuchten gerechnet werden muss oder aber mit Kondensatbelastungen an den Wänden und darüber hinaus auch ein ausreichendes „Angebot" an Nährstofflösungen zur Verfügung steht, um das Schimmelpilzwachstum in Gang zu bringen. Dennoch: Es ist eindeutig, ein vollklimatisierter Raum mit Luftfeuchtigkeitswerten weit unter 75 % und rasanter Luftumwälzung gibt dem Schimmelpilzwachstum kaum noch eine Chance – das ist das klare Resümee aus der besonders betroffenen Fleischindustrie.

Es wurde schon erwähnt, dass in Bäckereibetrieben heute kaum noch Schimmelpilz auftritt, sobald diese Betriebe vergrößert und industrialisiert worden sind, weil schon aus dieser Sicht die gesamten klimatischen Bedingungen einer grundlegenden Änderung unterzogen wurden. Nur dort, wo noch keine idealen klimatischen Voraussetzungen geschaffen wurden, muss nach wie vor mit Schimmelpilzwachstum gerechnet werden.

Trotz aller klimatischen Voraussetzungen und Bestrebungen, ein Höchstmaß an Hygiene zu erreichen, kommt es doch immer wieder aus unerfindlichen Gründen zu Schimmelpilzwachstum, wie der nachfolgende Bericht beispielhaft zeigt.

Ein markantes Befallbeispiel auf einem Kunststoff-Industrie-Estrich

Bei dem betreffenden Werk handelt es sich um einen Industriebetrieb, in dem u. a. auch Fertigmahlzeiten hergestellt werden.

Da hier mit einem hohen mechanischen Abrieb der Estrichfläche von vornherein gerechnet wurde und mit einem sehr hohen Anfall von Reinigungsaufwand etc., entschloss man sich, anstelle säurefester Platten mit säurefester Verfugung einen Industrie-Estrich mit einer Kunststoffbeschichtung herzustellen.

Die Auftraggeber hatten von vornherein klare Vorstellungen dieses Industrie-Estrichs. Neben einer leichten Pflege sollte er gegen die ständige Reinigung mit entsprechenden Mitteln und Wasser resistent sein und vor allen Dingen eine ausreichende mechanische Widerstandsfähigkeit in der Oberfläche aufweisen, da mit Gabelstaplern etc. ständig in diesem Betrieb gearbeitet werden sollte.

Wegen dieser spezifischen Erfordernisse wurde zunächst auf ein Gefälle verzichtet und führte die Estriche planeben aus. Bei den Estrichen handelt es sich um einen typischen Estrich auf Basis Epoxydharz, dem also auch Quarz etc. als Füllstoff beigegeben wurde. Wegen der zu erwartenden großen Belastungen hatte man sich zu einem Überzug mit einem Versiegelungsmaterial auf der Basis von Polyurethan entschlossen.

Nach der Herstellung ergab sich zunächst eine gute Oberflächenbeschaffenheit der hergestellten Kunststoff-Estriche, die auch optisch durchaus den Vorstellungen der Auftraggeber entsprach.

Jedoch schon nach einigen Monaten der Benutzung fiel eine leichte, aber intensive „Verschmutzung" bestimmter Estrichbereiche auf.

Nach weiteren Monaten wurde festgestellt, dass die ursprüngliche Absicht der Firmenleitung, die Estriche planeben herzustellen, nicht überall den gewünschten Erfolg hatte: In einigen Verpackungsbereichen stand das Wasser nach Reinigungsvorgängen zentimeterhoch.

Aufgrund dieses Erscheinungsbildes wurde nun die Herstellerfirma aufgefordert, in den betreffenden Bereichen eine Auffütterung des Kunststoff-Estriches vorzunehmen, um auf diese Weise ein leichtes Gefälle nachzuvollziehen.

Die Firma setzte nach Vorbehandlung des Untergrundes den gleichen Kunststoff-Estrich ein und nahm gleichzeitig auch eine Versiegelung der Oberflächen mit dem gleichen Versiegelungsmaterial auf der Basis von Polyurethan vor.

Nach diesen Nacharbeiten zeichnete sich nun in dem betreffenden Industriebetrieb eine interessante Oberflächenentwicklung ab: Die ohne Gefälle hergestellten Estriche, die anfänglich schon leichte „Verschmutzungen" auf gewiesen hatten, verschmutzten zusehends stärker, ohne dass man hierfür die Ursache herausfand.

Der neu hergestellte aufgefütterte Estrich, der nach Auskunft der ausführenden Firma auf gleicher Basis hergestellt und mit dem gleichen Versiegelungsmaterial versehen sein sollte, verschmutzte aber kaum noch.

Die „Verschmutzungen" in dem übrigen Bereich nahmen nach fast einem Jahr einen so großen Umfang an, dass man zunächst einmal feststellen wollte, worauf sie zurückzuführen sind. Die Lieferfirma des Estrichs hatte von sich aus immer wieder darauf hingewiesen, dass ganz augenscheinlich die betreffenden Räume mit dem nicht aufgefütterten Estrich nicht ausreichend gereinigt würden und hatte von sich aus nicht die geringste Überlegung angestellt, dass vielleicht der von ihr eingebrachte Estrich mit ursächlich sein könnte für die stärkeren „Verschmutzungen".

Nachdem es darüber zum Streit kam, wurde ein Gutachter eingeschaltet. Nach erster Inaugenscheinnahme stellte dieser fest, dass es sich bei den Verschmutzungen mit an Sicherheit grenzender Wahrscheinlichkeit um Schimmelpilzgärten handelt mit unterschiedlichen Pilzarten. Die Tatsache, dass die vermuteten Verschmutzungen kaum vom Untergrund abzunehmen waren, verstärkten den Gutachter in seiner Auffassung, dass hier nur Schimmelpilze die Ursache sein könnten. Wissenschaftliche Untersuchungen ergaben schließlich, dass sich eine Reihe von Schimmelpilzarten auf dem Boden befanden, die den Eindruck von Schmutz entstehen ließen. Es handelte sich also um einen Besatz mit verschiedenartigsten Schimmelpilzen, wobei neben Aspergillus am häufigsten Trichoderma sp., aber auch Altermaria sp. und Mucor sp. festgestellt wurde. Diese Pilze gehören zu den überwiegend bodenwohnenden Pilzgattungen, die im vorliegenden Fall auch allen Reinigungsbemühungen „erfolgreich" widerstanden hatten.

Für die Leser dürfte dabei interessant sein, dass hier ganz augenscheinlich in der unterschiedlichen Anwendung der Versiegelungsmittel die Entwicklung von Schimmelpilzgärten gesteuert worden ist: Wo ein großes Angebot an Nährlösungen vorhanden war – vielleicht ein zu hohes Maß an Aminen – konnte sich der Schimmelpilz besonders entwickeln, wo dieses Angebot weniger stark vorhanden war, ist die Entwicklung des Schimmelpilzes zurückgeblieben.

Die Reinigungsmittel, die neben Tensiden auch Phosphorsäurelösungen enthielten und somit eine Abspaltung von Phosphaten ausgelöst haben, übten in diesem Fall keine „reinigende" Wirkung auf die Schimmelpilzgärten aus, sondern dienten den Pilzen eher noch als Nährstofflösung. Welche Konsequenzen sich hieraus noch ergeben, soll später aufgezeigt werden.

In Hallenbädern zeigt sich Schimmelpilzbewuchs gelegentlich in besonders schlecht gelüfteten Bereichen. Vor allen Dingen auf gestrichenen Putzflächen und manchmal auch im Fugennetz der Fliesenbeläge. Ein besonderes Beispiel hierfür ist eine Badeanstalt in Wien, schon einige Jahrzehnte alt. Die vielen Putzbereiche oberhalb der Verfliesung sind im Laufe der Zeit immer wieder mit Kunststoffdispersions-Anstrichen versehen worden, um aus hygienischen Gründen weitere Schmutzansammlungen auszuschließen.

Mit diesen hygienischen Bemühungen wurde die Grundlage für einen außergewöhnlichen, in diesem Umfang kaum noch zu überbietenden Schimmelpilzbewuchs geschaffen. Hiervon waren keineswegs nur Außenwände oder andere Wärmebrückenbereiche betroffen, sondern auch an Innenwänden aller Räumlichkeiten dieser Badeanstalt bildeten sich Schimmelgärten. Durch umfassende Maßnahmen wird nun versucht, diesen immensen Schimmelpilzbefall zu beseitigen.

Es ist klar erkennbar, dass die wesentlichsten Ursachen für die Schimmelpilzbildung ganz augenscheinlich nicht erkannt wurden: Das Nachstreichen mit Kunststoffdispersionen auf einem ohnehin nicht mehr besonders guten Untergrund war hier mit an Sicherheit grenzender Wahrscheinlichkeit die wesentliche Ursache, dass einem beginnenden Schimmelpilzwachstum Nährstoffe zugeführt wurden. Hier entstand eine Wechselwirkung, die dieses unglaubliche Bild des umfangreichen Schimmelpilzwachstums überhaupt erst beschert hat. Der Wandschimmel, wie er in dieser Form eigentlich nur in spezifischen Fleischereien oder Bäckereien angetroffen wird, hat einen Umfang angenommen, der kaum noch mit anderen Objekten vergleichbar ist.

Und auch hier konnte erst die Summation der verschiedensten Einflüsse dass ungeheure Bild der Schimmelgärten zeichnen: Die hohe Luftfeuchtigkeit, die wegen des Betriebs natürlich nicht durch zusätzliche Ventilatoren abgeführt werden sollte, die ständige und gleichmäßige höhere Temperatur der Räume, das Vorhandensein natürlicher Nährlösungen im Untergrund, also von Putz unterschiedlichster Prägung, versehen mit verschiedensten Kunststoffdispersionen, und die übliche Zufuhr aus dem eigentlichen Badebetrieb.

Unter Verzicht auf jeglichen Anstrich und Beibehaltung des reinen Kalkputzes wäre vermutlich dieser Schimmelpilzbewuchs in dem jetzt vorhandenen Ausmaß niemals aufgetreten. Er wäre auf jeden Fall erschwert oder sogar unterbunden worden, hätten die Kunststoffdispersionen Biozide und Fungizide enthalten. Bei der jetzt notwendigen Sanierung des Bades ist unbedingt zu berücksichtigen, dass der Feinputz mit den darauf befindlichen Anstrichen und dem Schimmelpilzwachstum restlos vom Untergrund zu entfernen ist. Dabei bestimmt schon die Labilität der Oberfläche den Grad der Putzentfernung.

Anschließend ist auf den wieder tragfähigen Putz ein neuer Feinputz aufzutragen. Danach sollte eine Beschichtung mit Stoffen vorgenommen werden, die den Schimmelpilzbewuchs in der jetzt angetroffenen Form niemals wieder zulassen – etwa mineralische Anstriche.

Künftig sollte in ähnlich gelagerten Fällen darauf geachtet werden, dass von vornherein nur Anstrichmittel Verwendung finden, die mit Sicherheit Schimmelpilzbefall ausschließen.

In diesem Zusammenhang verweisen wir besonders noch auf den Beitrag „Vorbeugende Maßnahmen zur Vermeidung von Schimmelpilzen".

Teil III – Schimmelpilzbekämpfung

Vorbeugende Maßnahmen zur Vermeidung von Schimmelpilzen

Zu den vorbeugenden Maßnahmen zur Ausschaltung von Schimmelpilzen in Wohnbereichen gehört, wie das auch im ersten Teil dieses Buches ausführlich beschrieben wurde, nur eine gute Belüftung der betreffenden Räume und innerhalb der Räume natürlich der betreffenden Wandbereiche. Handelt es sich um so genannte „tote" Räume wie Nebengelasse und dergleichen, **muss durch den Einsatz von Lüftungssteinen nach außen oder aber durch Querlüftung zu den links und rechts daneben gelegenen Räumen eine Art Durchzug geschaffen werfen. In der betreffenden Tür solcher Nebengelasse sind mindestens zwei Lüftungsschlitze erforderlich – oben und unten – , die mit geeigneten Verschlüssen versehen die Luftzufuhr entsprechend regeln.** Schon nach kurzer Zeit des Einsatzes solcher mechanischen Maßnahmen kann festgestellt werden, dass es keinen neuen Schimmelpilzbewuchs mehr gibt!

Welche vorbeugenden Maßnahmen gibt es außerdem, um Schimmelpilzbildungen auszuschließen? Der Reihe nach sollen hier einige wesentliche Empfehlungen gegeben werden:

1. Schutz des neuen Putzes

Es ist heute überhaupt kein Problem, Fertigputzen Fungizide beizugeben, um auszuschließen, dass dieser Putz – insbesondere bei Belastung durch Innenkondensat – zu einer Nährstoffgrundlage für die Schimmelpilzbildung wird. Die Industrie bietet geeignete Mittel an, die den Putzen beigegeben werden können.

2. Schutzbehandlung des Kleisters

Der Kleister ist durch Belastung von Innenkondensat sehr schnell wieder als Nährstofflösung zu betrachten. Durch Beigabe von Fungiziden wird das Schimmelpilz-Wachstum nicht nur erschwert, sondern unterbunden.

3. Schutz der Tapeten

Die Industrie ist auch in der Lage, Tapeten durch geeignete fungizide Zugaben vom Schimmelpilz-Wachstum fast gänzlich zu befreien. Wenn man beispielsweise die Rauhfasertapete betrachtet, deren Struktur durch Weichholz bestimmt wird, ist hier die ungeschützte Phase, durch Innenkondensat feucht geworden, eine einzige Nährstoffgrundlage.

4. Schutz der Kunststoffdispersionen durch Fungizide

Wie ausführlich beschrieben, bieten nahezu alle Kunststoffdispersionen die Möglichkeit, als Nährstoffgrundlage für die Schimmelpilzbildung zu dienen. Der Farbenindustrie ist seit vielen Jahren bekannt, dass u. a. auch Kunststoffdispersionen Fungizide und Bakterizide für die reine Lagerkonservierung beigegeben werden müssen!

Im vorliegenden Fall wäre es sinnvoll, spezifische Kunststoffdispersionen mit Fungizidzusatz herzustellen, damit ein vorsorglicher Schutz gegen Schimmelpilzbefall im gestrichenen Zustand erreicht wird.

5. Schutz der Fugenmassen gegen Schimmelpilzbefall

Es ist bekannt, dass in den von Schimmelpilz befallenen Räumen auch die Fugenmassen von den verschiedensten Schimmelpilzarten mehr oder minder stark befallen werden. Bisher haben sich nur ganz wenige Fabrikate auf dem Markt als weitgehend resistent gegen Schimmelpilzwachstum erwiesen. Dabei wäre es auch hier ohne weiteres möglich, zur fungiziden Ausrüstung solcher Fugenmassen geeignete Fabrikate einzusetzen. Die Industrie, die solche Fungizide und Bakterizide herstellt, ist heute in der Lage, sowohl für Silikonkautschuke als auch für Fugenmassen auf Polyurethan- und Polysulfidbasis Mittel zur Verfügung zu stellen, die das Schimmelpilzwachstum nahezu gänzlich unterbinden. Selbst für transparent bleibende Fugenmassen können solche Fungizide und Bakterizide eingesetzt werden. Die Industrie ist gefordert, weit mehr als bisher solche pilzhemmenden Fugenmassen anzubieten.

Mikrobiell bedingte Schädigungen an unterschiedlichen Baustoffen sind durch verschiedene Merkmale zu erkennen. Das ungehemmte Wachstum mancher Mikroorganismen auf Beschichtungen lässt sich durch den Einsatz chemischer Biozide reduzieren bzw. verhindern.

Dabei muss klar herausgestellt werden: Wenn Baumaterialien und Beschichtungssysteme über längere Zeit mit Feuchtigkeit in Kontakt kommen, ist das Resultat immer ein verstärktes Wachstum von Schimmelpilzen, Algen und Moosen. Der vorgenannte Bericht des Befalls von mechanisch beanspruchten Kunststoff-Estrichen in einem Lebensmittelbetrieb spricht dafür Bände.

Es ist nicht nur die hohe Feuchtigkeit, die zum Pilzwachstum führt. Weitere günstige Lebensbedingungen auf den Materialien entstehen beispielsweise im Innenbereich durch die schon erwähnte hohe Luftfeuchtigkeit und durch Kondenswasserbildung bei geringer Heizung. Im Wesentlichen ist es immer wieder die ungenügende Belüftung der betreffenden Zonen, die den Pilzbewuchs auslöst.

Aber auch im Außenbereich gibt es einen erheblichen Pilzbewuchs. Hier sind auch wieder der hohe Feuchtigkeitsgehalt des Beschichtungssystems und die Schattenseiten bei vielen Objekten für Pilzwachstum ausschlaggebend.

Es steht fest, dass das Wachstum der verschiedenen Organismen sowohl im Innen- als auch im Außenbereich auf den verschiedensten Untergründen möglich ist. Dazu gehören Putze und Farben der unterschiedlichsten Prägung wie Beton, Kalksandstein und selbst Ziegelstein und natürlich auch Holz.

Im reinen Innenbereich sind es fast ausschließlich Pilze, die Baumaterialien wie Beschichtungsstoffe, Dichtungsstoffe, Fugenmassen, Tapeten, Kleber etc. befallen können. Unter den zuvor geschilderten günstigen Bedingungen treten die Pilze in die Ernährungsphase, wobei sich das Mycel in dem Substrat saprophytisch ernährt und vermehrt. Der Pilz durchwächst dabei mit seinen Hyphen die Substrate und zerstört diese teilweise auch durch Abbau von Inhaltsstoffen – siehe hierzu den kurzen Beitrag aus einem unzulänglich gelüfteten Badezimmer.

Dieses äußerlich nicht sichtbare Stadium ist durch den Aufbau lebensnotwendiger Zellbestandteile des Pilzes gekennzeichnet.

Je üppiger das Nahrungsangebot ist, umso früher geht der Pilz dazu über, vegetative Vermehrungselemente zu bilden, die seine rasche Ausbreitung ermöglichen. Das „Verschimmeln" wird nur äußerlich sichtbar, wenn sich die Substrate mit verschiedenfarbigen Sporenrasen überziehen.

Die negativen Auswirkungen solcher unkontrollierter mikrobieller Aktivität werden unterteilt in:

Einwirkung auf die äußere Form und Gefährdung der menschlichen Gesundheit.

Auf ungenügend ausgerüsteten Flächen zeigen sich mikrobielle Angriffe durch Merkmale wie zum Beispiel sichtbarer Bewuchs durch Pilze und Algen, Verfärbungen – grün oder grauschwarz – oder Risse.

Die Einwirkungen auf die äußere Form einer Beschichtung sind zwar auch nicht spontan, aber doch relativ frühzeitig in Form der oben genannten Merkmale erkennbar. Zu den nicht sofort feststellbaren Schäden gehört eine mögliche Gefährdung der menschlichen Gesundheit.

Ganz allgemein ist viel zu wenig bekannt, das eine Reihe von Pilzen nicht nur Material zerstören, sondern auch Mykosen und schwere Allergien der Atemwege, Blutgefäße und der Haut erzeugen können. Durch den von befallenen bzw. bewachsenen Flächen ausgehenden Sporenflug und die Aufnahme dieser Sporen können diese Krankheiten hervorgerufen werden. Etwa 80 % dieser Pilze sind Schimmelpilze. Die allergene Potenz dieser Pilze beruht auf ihren Besitz besonderer Eiweißverbindungen.

Fasst man alle diese Einflüsse zusammen, ohne den Leser allzusehr mit wissenschaftlichen Zusammenhängen zu konfrontieren, ergibt sich heute folgende Forderung:

1. Um Material zu schützen, muss das ungehemmte Wachstum von Mikroorganismen und Makroorganismen auf Beschichtungen unbedingt verhindert werden.

2. Durch den Einsatz chemischer Produkte kann mikrobiell bedingte Materialzerstörung reduziert, wenn nicht sogar verhindert werden. Dabei sind für normales und umwelttoxisches Risiko bei gleichzeitig technisch und ökonomisch optimaler Nutzung wichtige Randbedingungen zu beachten.

3. Da auch der Verderb von Materialien – gleich aus welchen Bereichen – ein echtes Umweltproblem darstellt, gilt es, durch den sach- und fachgerechten Einsatz von chemischen Bioziden einen gezielten Beitrag zum Umweltschutz zu leisten.

Für alle Interessierten, die die einzelnen Stoffe sowohl nach Gruppen als auch nach Einsatzgebieten gegliedert haben möchten, ist auf Seite XXX eine Aufstellung über den Einsatz einiger bewährter Biozide und Fungizide. Der Verfasser hat sich dabei der Mittel bedient, die sich im vorgenannten Bereich besonders bewährt haben.

Bekämpfung von Schimmelwachstum durch Fungizide

Wird Schimmelwachstum an **Baumaterialien** festgestellt, so muss, bevor ein fungizider Materialschutz durchgeführt wird, eine Sanierung der pilzbefallenen Flächen stattfinden.

Der oberflächlich wachsende Schimmel muss weitgehendst mechanisch durch Abspachteln oder Schmirgeln entfernt werden. Danach kann z. B. mit Parmetol DF 12, einer Holzschutzlasur, die HF 25 enthält, oder mit Chlorbleichlauge eine Abtötung des Schimmelpilzes auf den Flächen erreicht werden.

Bei Einsatz von Chlorbleichlauge ist darauf zu achten, dass dieses Produkt stark oxydierend wirkt und Farben ausbleicht. Bei Verwendung von Parmetol DF 12 oder Parmetol HF 25 wird der Pilz abgetötet, die Pigmente der Pilze bleiben jedoch unverändert sichtbar.

Die Sanierung sollte so durchgeführt werden, dass die Wirkstoffe tief in den Putz bzw. in das Mauerwerk hineinwandern, um die tiefer sitzenden Pilzsporen abzutöten und ein Nachwachsen zu verhindern.

Erst danach ist ein fungizider Materialschutz durchzuführen, in dem die aufzutragenden Materialien wie Farben, Kleister, Tapeten, Putze mit einem fungiziden Wirkstoff versehen werden, der erneutes oberflächliches Pilzwachstum verhindert.

Je nach Beeinträchtigung der Oberfläche (innen, außen; Feuchtigkeit, Schwitzwasserbildung, Regenwassereinfluss) sind verschiedenartige Wirkstoffe einzusetzen, die mit den entsprechenden Gegebenheiten fertig werden, d. h., der fungizide Wirkstoff darf durch die verschiedenen Umgebungsbedingungen in seiner Wirksamkeit nicht beeinträchtigt werden.

Maßnahmen nach der Schimmelpilz-Beseitigung

Nach der Beseitigung vorhandener Schimmelgärten, die restlos mechanisch und chemisch auszuführen ist, sollten die gleichen Maßnahmen vorgenommen werden, die als vorbeugende Maßnahmen ausführlich behandelt wurden. Diesen Ausführungen ist nichts mehr hinzuzufügen.

Was unter dem allgemeinen Gesichtspunkt auch hier wieder deutlich herausgestellt werden muss, für den Verfasser die wichtigste Maßnahme überhaupt, **ist die Belüftung der befallenen Räume.**

Sobald die Schimmelgärten beseitigt und einige vorsorgliche Maßnahmen getroffen wurden, ist dafür zu sorgen, dass eine intensivere Rundumlüftung vorgenommen wird. Sicher wird in manchen Bereichen eine hohe Luftfeuchtigkeit nicht immer sofort zu beseitigen sein – besonders nicht in spezifischen Industriebereichen. Die Luftumwälzung wird jedoch durch den Einsatz geeigneter Ventilatoren etc. so gesteuert werden können, so dass allein dadurch künftiger Schimmelpilzbefall weitgehend ausgeschlossen wird.

Die Lüftung ist im Wohn- wie im Industriebereich die wichtigste Maßnahme zur Ausschaltung von Schimmelpilzen.

Im Fleischerhandwerk und in der fleischverarbeitenden Industrie weiß man seit vielen Jahren, dass Luftzug der größte Feind des Schimmelpilzes ist. Hier ist der Hebel anzusetzen, denn die Verbesserung der Luftumwälzung ist wohl die sicherste Maßnahme zur Ausschaltung von Schimmelpilzbefall.

Innenraum-Luft-Beschaffenheit

Eigentlich müsste diesem Thema ein eigenes Buch gewidmet werden, so wichtig ist es. Normalerweise gehört es auch nicht in ein Buch wie dieses. Warum das Thema dennoch vom Autor mit behandelt wurde, hat einen einfachen Grund:

erst der völlige Verschluss unserer Wohnungen, in denen wir den größten Teil unseres Lebens verbringen, hat uns Schimmel und die bekannten Auswirkungen von Wohngiften beschert. Hätten die Schöpfer unserer neuen Fensterkonstruktionen etwas mehr in Sachen Wohnklima nachgedacht, unsere Fenster hätten – wenn auch nur in geringerem Umfange – ihre notwendige Zwangslüftung behalten. Da sie zu dicht sind, müssen wir uns zwar darauf einstellen, aber wir dürfen uns nicht damit abfinden.

Zur Erhaltung eines Mindestmaßes von Frischluft müssen daher alle Maßnahmen getroffen werden, um das sicherzustellen. Denn die Wohngifte, die in erheblichem Umfange unsere Gesundheit gefährden, kommen weiter in unsere Wohnung. Kritisch wird das dann, wenn wir alles ignorieren. Wenn – wie bei Schimmelpilzen – immer wieder gesagt wird, dass beispielsweise so genanntes Stoßlüften die Gefahren der Verbreitung von Schimmelsporen und die Auswirkung von Wohngiften reduziert, ist das eine ganz kritische Untertreibung. Man sollte in beiden Fällen dieses unsinnige Wort **„Stoßlüften"** einfach nicht mehr benutzen. Das ist gegenüber der Gesundheit unserer Bürger verantwortungslos.

Dafür ist der ständige Hinweis auf ausreichendes Lüften das Wichtigste überhaupt.

Wenn aber die Parallelen eindeutig sind und vielleicht in etwa vorausgesetzt werden darf, dass eine Unzahl von Wohngiften über viele Wege in die Wohnungen gelangen kann, sollte dieses als Anregung genügen:

bei einem ständigen Luftaustausch würde es in keiner Wohnung mehr Schimmel geben können.

Dieser Luftaustausch ist aber auch ein Garant dafür, dass vorhandene oder eingeschleppte Wohngifte so stark „verdünnt" werden, dass Auswirkungen auf die Gesundheit der Bewohner „übersehbar" bleiben. Weitere wichtige Zusammenhänge zu diesen beiden Themen finden sich dann noch einmal im Epilog.

Mietrechtliche Bewertung von Schimmelpilzen und „Fogging" – das Schwarzwerden von Wänden.

Aus welcher Sicht dieses Thema auch betrachtet wird – Vermieter, Mieter, Rechtsanwälte und Richter – der **Veränderung** auf dem reinen Instandsetzungssektor wurde bis zum heutigen Tage – Mai 2001 – in keiner Weise Rechnung getragen.

Der Autor wiederholt sich und stellt sachlich fest, dass Schimmelpilze und das „Schwarzwerden" von Wohnungs-Außenwänden **keine Fragen der Bausubstanz sind.**

Schimmelpilze sind ein rein **mykologisches** Problem. Fogging dagegen wird mit an Sicherheit grenzender Wahrscheinlichkeit der Innen-Instandsetzung anzulasten sein. Das heißt aber nicht, dass unter diesem Gesichtspunkt nunmehr der Mieter hierfür verantwortlich ist. **Zu dieser Erscheinung siehe den Absatz: Fogging!**

Es ist doch wohl logisch und unbestritten, dass kein Mieter, der bisher eine Wohnung unter normalen – seit Jahrzehnten geltenden – Voraussetzungen eine neue Altbauwohnung bezieht, gezwungen werden kann: „computergesteuerte" Lüftungsmaßnahmen vorzunehmen oder seine Möbel bis zu 10 cm von einer Außenwand abzustellen hat, weil **die Baubehörden gemäß WSV den Vermieter gezwungen haben, im Zuge** von Instandsetzungsmaßnahmen – WSV – neue Fensterkonstruktionen einzubauen, die biologisch gesehen, jede notwendige Zwangsbelüftung der Räume ausschließen. **Das hat nämlich zur Folge, dass die Räume nass und schimmlig werden!**

Seit über 14 Jahren gibt es aufgrund des hermetischen Verschlusses unserer Wohnhäuser in vielen Wohnungen Schimmel. Von Anfang an wurde diese Erscheinung der Bausubstanz angelastet, obgleich längst wissenschaftlich – also mykologisch – bewiesen ist, dass Schimmel in Wohnungen erst wachsen kann, wenn die Räume praktisch in einem Luftstau sich befinden und so gesehen, weder Luftbewegungen ablaufen, noch anfallende Kondensfeuchtigkeit abgeführt werden kann. **Ein für die Gesundheit der betreffenden Bewohner unerträglicher Zustand.**

Obgleich allen Betroffenen diese Situation bekannt ist und in zahllosen Mietminderungs-Prozessen immer wieder die gleichen Unzulänglichkeiten erörtert und behandelt worden sind: es gibt in der gesamten Bundesrepublik unter Rechtsanwälten und Richtern konträre Auffassungen und immer wieder unterschiedliche Urteile. Bei Amtsgerichten und manchmal auch noch bei Landgerichten.

Der Autor ist in dieser Situation als Sachverständiger in vielen Mietminderungs-Prozessen tätig gewesen und betrachtet die ganze Sache mit außerordentlichem Interesse. Wenngleich er zu juristischen Problemen keinerlei Kritik aussprechen möchte, weil ihm das auch nicht zusteht, die derzeitige Haltung der Juristen bedarf schnellstens einer Korrektur.

Dass dabei natürlich der Sachverständige – auch gerade der gerichtlich bestellte – in das Feuer der Kritik gerät, weil er letztlich dazu beigetragen hat, dass es bei Schimmel diese Unsicherheit heute noch gibt, ist klar. Mangelhafte Kenntnisse in Mykologie haben schon vor 12 Jahren dazu geführt, dass Sachverständige besonders aus dem Baufach geglaubt haben, diese Schimmelerscheinungen müssten der Bausubstanz deshalb anzulasten sein, weil Schimmel **Feuchte** braucht und diese „logischerweise" nur aus der Außenwand kommen kann. Der Autor, der bereits vor über 15 Jahren die Erstauflage dieses Buches über Schimmelpilze in Gebäuden herausbrachte, hat immer wieder in gezielten Publikationen – auch gerade für die Vermieter und natürlich Mieter – versucht, die effektiven Zusammenhänge der Schimmelpilzbildung herauszustellen Das gelang deshalb nicht, weil „man" in allen Teilen der BRD erkannte, dass mit Schimmelpilzen in Wohnungen Millionen DM zu verdienen waren. So wurden mykologische Erkenntnisse einfach verfälscht.

Selbst die Mietervereine des DMB tragen bis zum heutigen Tage mit dazu bei, dass diese Rechtsunsicherheit immer noch besteht! Auch sie empfehlen bei Schimmel Mietminderungen. Unter falscher Auslegung der Verpflichtung des Vermieters in Fragen des Mieterverhaltens stellen viele Vereine auch heute – 2001 – noch fest, dass Schimmelpilze eine eindeutige „Frage der Bausubstanz" sind und somit natürlich in die Zuständigkeit des Vermieters fallen.

Unter solchen Voraussetzungen ist es für einen Autor, der auch noch tätiger Sachverständiger ist, schwierig, sachlich zu bleiben

Wenn aber schon ein Fachbuch geschaffen werden soll, dass objektiv alle Zusammenhänge nennt, die mit der Bildung von Schimmelpilzen zu tun haben, können solche wichtigen Punkte nicht einfach unterschlagen werden.

Es muss daher noch einmal klar herausgestellt werden, dass die Bildung von Schimmelpilzen in Wohnungen ausschließlich auf unsere neuen „Fenster-Konstruktionen nach dem Rosenheimer Modell" zurückzuführen sind. Wer andere Interpretationen als Ursache herausstellt, vergeht sich an der Gesundheit unserer Bürger. Das ist eine mykologische Gesetzmäßigkeit, die vom Autor seit mehr als 12 Jahren unangetastet in dieser Form interpretiert wird.

Schon aus dieser Sicht ist es untragbar, dass die Urteilsfindungen unserer Herren Richter völlig unterschiedlich sind. Und wer die Meinung des Autors nicht teilt, sollte sich bei den vielen kompetenten **Mykologie-Wissenschaftlern** europaweit informieren, sofern diese nicht **firmengebunden** sind!

Und exakt in diese Richtung geht die Schimmelpilz-Bildung in Wohnungen, wenn diese zusätzlich zu den neuen Fenstern mit einer äußeren nachträglichen Wärmedämmung versehen worden sind. Auch dieses System führt zu einem weiteren Verschluss der Wohnhäuser mit dem Ergebnis, dass die Bildung von Schimmelpilzen ungestört weitergeht.

Angesichts der Tatsache, dass es in viel zu viel deutschen Wohnungen Schimmel gibt – eben wegen des hermetischen Verschlusses der Wohnhäuser – werben die Verfechter dieser Art einer Bekleidung unserer Wohnhäuser im Zuge einer Instandsetzung damit, dass dieses Dämmsystem „künftig jeglichen Schimmel ausschließt". Angesichts der Tatsache, dass dieses Dämmsystem seit fast 12 Jahren in großem Stil eingesetzt wird, – **ein unverantwortliches Versprechen.**

Es darf nicht vergessen werden, dass schon kleinste Schimmelgärten in Wohnungen nicht nur bei Allergikern schwere Allergien, asthmatische und andere Erkrankungen auslösen. Daher wird es höchste Zeit für unsere Behörden, dafür zu sorgen, dass künftig solche Erscheinungen in unseren instand gesetzten Wohnungen niemals wieder auftreten können.

Ein Mieter muss ohne Wenn und Aber eine Wohnung mieten können, ohne dass man ihm vorschreibt, wie er zu lüften hat. Noch besser wäre es, wenn man ihm klar vor Augen führt, was er bei Innen-Instandsetzungen berücksichtigen sollte, damit auch hier keine gesundheitsgefährdenden Maßnahmen ergriffen werden.

Etwas mehr Verantwortung wäre auch auf diesem Sektor wünschenswert!

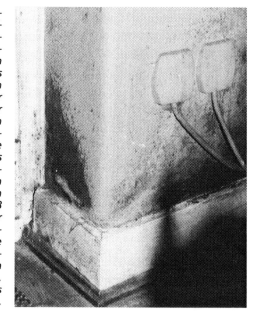

Bilder, die in Wohnungen in allen Teilen Deutschlands immer wieder auftreten: In einem Rehabilitationszentrum in einer norddeutschen Großstadt bewohnten zwei ältere Herren eine Altenwohnung, in der es niemals Schimmelpilze gegeben hatte. Nach dem Einbau neuer isolierverglaster Fenster zeigte sich im ersten Winter (nicht nach starken Regenfällen!) ein hygienisch und natürlich gesundheitlich gesehen unerträgliches Bild: Die neuen isolierverglasten Fenster aus Holz waren innen durch den Kondensatanfall außerordentlich stark in Mitleidenschaft gezogen (sie wurden vermutlich nach dem Winter 1987/88 ausgetauscht) und überall – nicht nur in Wärmebrückenbereichen – wuchsen Schimmelgärten. Eine ständige Gefahr für die Gesundheit der Bewohner, doch vom Lüften wollte man nichts wissen. Sicher kein Einzelfall, auch in Bezug auf den Umfang des Schimmels.

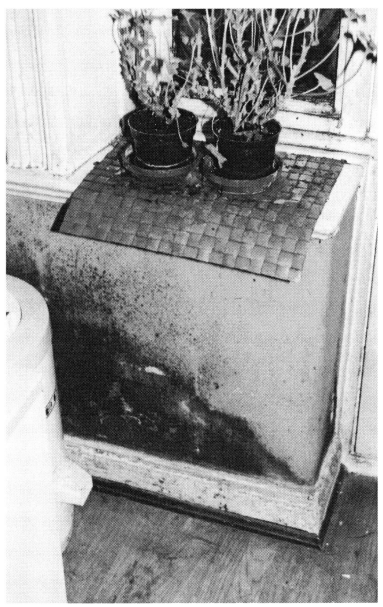

Balkontür und Bockfenster – zwei Jahre alt – und durch Innenkondensat fast zerstört!

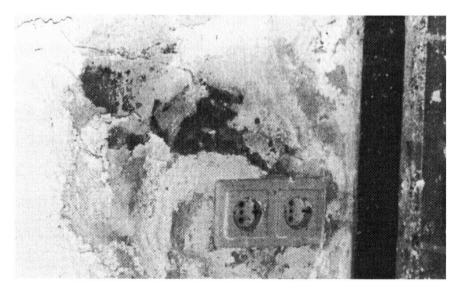

Typische Erscheinungsbilder aus Durchfeuchtungen: immer erkennbar an wolkenartig ausgebildeten Flecken unterschiedlicher Größe und immer im Bereich von Schwachstellen im Mauerwerk. Dabei ist von mykologischer Wichtigkeit: im Bereich von Durchfeuchtungen kann niemals Schimmel gedeihen, weil die Nährstoff-Grundlage durch diese Durchfeuchtungen (Salze) zerstört worden ist.

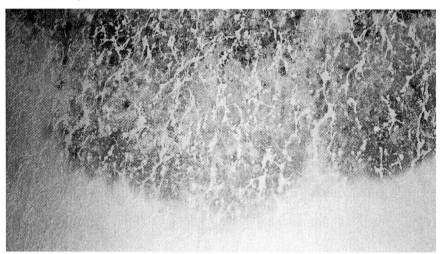

Unmittelbar vor Erscheinen dieses Buches konnte der Autor in einem Gutachten beschreiben, dass hinter einem abgestelltem Sessel Schimmelpilzbewuchs auf einer isoliertapetengedämmten Außenwand festzustellen war.

Wo sind Schimmelpilzbildungen im Wohnbereich in erster Linie zu beobachten?

Dabei bleibt Folgendes festzustellen: An den so genannten Wärmebrücken (das sind die kältesten Bereiche der Außenwände und Deckenanbindungen) beginnt logischerweise die Innenkondensation. Dabei muss zunächst einmal berücksichtigt werden, dass die Innenkondensation eigentlich in der gesamten Wohnung unterschiedlich abläuft, sie beschränkt sich also nicht auf Schlafräume, Bäder oder Küchen.

Die Kondensation ist ein Ablauf, der sich daraus ergibt, dass die etwa 20 °C warme Luft eines Raumes sich sehr schnell durch die Körpertemperatur der Bewohner erhöht und abgegeben wird. Durch diesen Ablauf hat man errechnet, dass ein Mensch pro Stunde etwa 50 ml Wasser als so genanntes Innenkondensat entwickelt.

In Wohnräumen, die den ganzen Tag über Bewegungsabläufe verzeichnen, wird das anfallende Kondensat gleichmäßig im Raum verteilt. Hinzu kommt, dass Wohnräume zum Erreichen des Wohnwohlbehagens gleichmäßiger beheizt werden als andere Räume. Kondensat entsteht also an den vorhandenen Wärmebrücken, die einmal in den Fensterbereichen liegen (Leibungen und Stürze), zum anderen aber auch an den Außenwandecken. Sie können auch in Fußleistenbereichen auftreten, wo Stahlbetondecken anstelle von Holzdecken vorhanden sind. Gelegentlich bildet sich auch an ganzen Außenwandflächen, beispielsweise im Bereich von Giebeln, Kondensat.

Im Wohnzimmer ist aber der Anfall von Innenkondensat als geringfügig einzustufen. Anders als in reinen Schlafräumen. Hier wird selten geheizt (oft sind nicht einmal Heizkörper vorhanden!), es gibt keine Bewegungsabläufe, sondern nur kalte Außenwände – und hier kondensiert es mit großer Intensität! Es wird daran erinnert, dass in einer Nacht mit 10 Stunden Schlafumfang von beispielsweise zwei Menschen (ein Ehepaar) fast 1 Liter Wasser „produziert" wird!

Dieser anfallende Wasserdampf kann nun um so leichter abgeführt werden, je günstiger die Lüftungsmöglichkeiten sind: Bei Fenstern älterer Form ist die Abführung ohnehin sehr schnell gegeben, wobei ein Teil des anfallenden Wasserdampfes bereits auf den kalten Fensterscheiben kondensieren kann, die somit am nächsten Morgen restlos beschlagen sind, und das so intensiv, dass man Handtücher auf die Fensterbank legen muss, um das anfallende Wasser aufzusaugen. Dieser Punkt war den Planverfassern durchaus geläufig, denn in älteren Fensterbänken waren für die Aufnahme dieses Kondensats Wasserrinnen vorhanden. Was jedoch nicht sofort erkannt wird, ist die Kondensatbildung in den Wärmebrückenbereichen. Und exakt hier setzt nun auch die Schimmelpilzbildung ein, wobei der Ablauf um so schneller zu beobachten ist, je intensiver der Anfall von Innenkondensat abläuft und je brauchbarer die Nährstoffgrundlage des betreffenden Wärmebrückenbereiches ist. Je kälter es wird – und die gesamten Erscheinungsbilder, die hier skizziert werden, beschränken sich im Wesentlichen auf die Wintermonate, also besonders auf die Zeit, bei der die Temperaturen weit unter den Gefrierpunkt absinken – um so stärker ist die Auswirkung der Innenkondensation im Bereich der so genannten Wärmebrücken. Genauso feucht wie die normalverglasten Fenster sind also auch die Wärmebrückenbereiche: die Außenwanddecken, Fensterleibungen und Stürze sowie der Fußleistenbereich. Das Kondensat setzt sich zuerst dort nieder, wo keinerlei Luftumwälzung mehr gegeben ist: hinter Betten und Schränken, hinter den heute so modern gewordenen Sitzgruppen, die keine Beine mehr haben und eng an die Wand gestellt sind und somit keine Luftzirkulation sowohl im Bodenbereich als auch dahinter mehr zulassen. Oder anders ausgedrückt: die so an die Wärmebrückenbereiche herangebrachte Feuchtigkeit bleibt hier über einen bestimmten Zeitraum „sitzen" und bietet nunmehr dem ebenfalls in den Wintermonaten allgegenwärtigen Zustrom von Pilzsporen eine Nahrungsgrundlage. Das heißt, im Bereich dieser Wärmebrücken kann sich der Schimmelpilz sehr schnell entwickeln. Dabei ist das Wachstum um so intensiver, je idealer die Voraussetzungen sind. Je geringer die Luftumwälzung in den Wärmebrückenbereichen ist, desto intensiver und schneller ist das Schimmelpilzwachstum.

Hier entsteht ein Teufelskreis, der nur in den seltensten Fällen von den Bewohnern richtig gesehen wird!

Wer aus dieser Sicht die oben angeführten zusätzlichen biologischen Einflüsse betrachtet, wird sehr schnell und auch leicht verstehen können, dass dieser ganze Ablauf eines Schimmelpilzbefalls um so schneller und intensiver zu beobachten ist, je ungünstiger die negativ einwirkenden biologischen Einflüsse sind.

Was den Bewohnern zwar geläufig ist, jedoch bei der Schimmelpilzbildung oft unberücksichtigt bleibt, sind die zusätzlichen Quellen der Wasserdampfentwicklung: Wasserdampf durch Kochen, Waschen und

Baden. Hier beobachtet man eine höhere Wasserdampfentwicklung, wenn zunächst heißes Wasser eingelassen wird und dann kaltes Wasser zuläuft bis die gewünschte Temperatur erreicht ist. Daher sollte man genau umgekehrt verfahren! Das Duschen verursacht viel Wasserdampf, der sofort abzuführen ist. Wäschekochen in der Wohnung hat entsprechende Feuchtigkeits„folgen", wobei oft unvernünftigerweise die gewaschene Wäsche gleich in der Wohnung getrocknet wird.

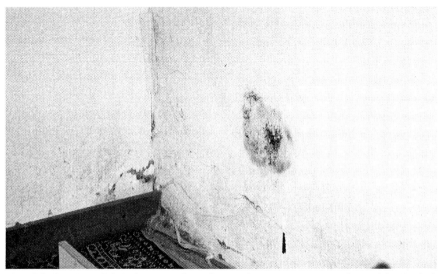

Ein Bild, das eigentlich jeden Gutachter davon überzeugen müsste, dass solche Erscheinungsbilder niemals der Bausubstanz anzulasten sind.

Aber auch Pflanzen, Aquarien etc. beeinflussen die „Feuchtigkeit" in den Wohnungen — und damit auch den Lüftungsablauf!

Eine kritische und nachdenkliche Meldung aus dem Bereich der Schimmelpilze.

Ein Kritiker, dem immer wieder gesagt wurde, dass heute ausschließlich das Lüftungsverhalten zum Schimmelpilzbefall führt, unternahm folgenden Versuch:

Im Dezember 1987 wurde an den kalten Tagen (es waren nur wenige) das Badezimmerfenster hermetisch verschlossen. Außerdem sorgte er dafür, dass ein ständig feuchter Waschlappen immer an dem gleichen Platz hing, an einer relativ warmen Innenwand. Einflüsse aus einer Taupunkt-Wanderung waren somit ausgeschlossen.

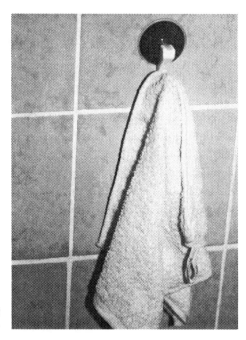

Der ständig feucht gehaltene Waschlappen.

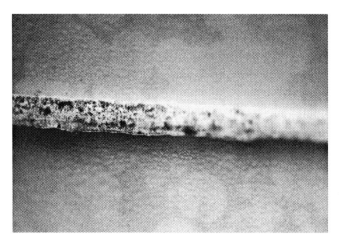

Nach zwei Tagen zeigten sich bereits unter dem Waschlappen die ersten Schimmelpilze.

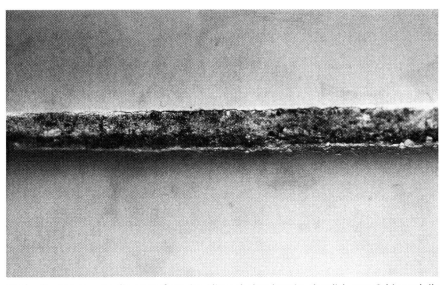

Nach vier Tagen war die Lagerfuge im Fliesenbelag bereits deutlich von Schimmelpilz überzogen!

Gutachter, die immer noch glauben, solche Erscheinungsbilder der Bausubstanz anlasten zu müssen, können in ihrer eigenen Wohnung nahezu das ganze Jahr über in ähnlicher Weise Schimmelpilze an beliebiger Stelle „züchten". Anwälte und besonders kritische Richter sind aufgerufen, das Phänomen Schimmelpilz an solchen kleinen Hausversuchen näher kennen zu lernen. Sachlich zeigt dieser Versuch eines: Weder der Hinweis auf Taupunktsverlagerungen noch auf eine unzulängliche Bausubstanz ist gerechtfertigt, wenn es darum geht, die Ursache von Schimmelpilzen zu ergründen. Auch langatmige Ausführungen, Berechnungen bauphysikalischer Art, Diagramme etc. liefern nicht den Beweis dafür, dass nur die Bausubstanz Grundlage für Schimmel sein kann – es ist immer und ausschließlich das Wohn-, Heiz- und Lüftungsverhalten der betreffenden Bewohner!

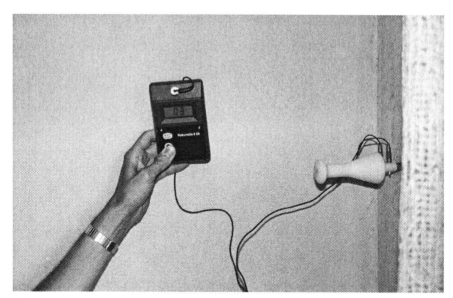

Und immer wieder stellt man bei Feuchtigkeitsmessungen im Schimmelgarten fest, dass in der Wand die Feuchtigkeit Null ist.

Auch an **Wasserkästen** ist oft Schimmelpilz feststellbar. Wenn in Bädern beispielsweise häufig Wäsche getrocknet wird und die Abluft nur normal ist, kommt es zu starker Kondensationsbildung im Wasserkastenbereich, und zwar dort, wo oft der mit einer textilen Abdeckung versehene WC-Deckel das Gebiet abschirmt und dadurch die anfallende Kondensfeuchtigkeit liquide „steht". Dabei ist festzustellen, dass im Befallbereich der Kunststoff bereits angegriffen ist. Auch im Kunststoff sind Stoffe enthalten, die im weitesten Sinne als Nährgrundlagen für Schimmelpilze dienen (Weichmacher etc., obgleich es sich hier um Duroplaste handelt). Im bekannten Fall war unterhalb des Wasserkastens ein ganzer Schimmelgarten angesiedelt, der den Kunststoff erheblich an der Oberfläche angegriffen hat; in ähnlich gelagerten Situationen blieb dies oft lange unbeachtet.

Es wird immer wieder ausgeführt, dass die **Taupunktverlagerung** erst den Anstoß für die Entwicklung von Schimmelpilzen gibt. Dies ist schlichtweg falsch. Überall, wo die Möglichkeiten der Konzentration von Kondensationsbildung vorhanden sind, gibt es erheblichen Schimmelpilzbefall; z. B. an reinen Innenwänden in so genannten „toten"

Räumen, die weder Ent- noch Belüftung haben, also ohne Fenster und ohne Lüftungsschlitz in der Tür.

Deshalb wird empfohlen, auch beispielsweise innen liegende Abstellkammern mit einer Querlüftung zu versehen, um hier Schimmelpilzbildung auszuschließen.

Wohnfeuchte

Wie der Leser sicherlich weiß, entsteht im Wohnungsinneren Wohnfeuchte durch Feuchteabgabe ihrer Bewohner oder durch spezifische Wohnprozesse wie z. B. Kochen, Waschen, Baden etc. Diese Feuchte muss in irgendeiner Form aus der Wohnung abgeführt werden. Dabei entwickelte Feuchtigkeitsmengen erreichen schon erstaunliche Werte, zum Beispiel in einem 3-Personen-Haushalt werden durch die menschliche Wasserdampfabgabe 3–6 Liter erzeugt, beim Kochen 1–2 Liter und beim Baden oder Duschen 2–3 Liter. Zusammen sind das also ca. 6–11 Liter pro Tag.

Allein nachts entsteht in Schlafzimmern pro Person ein halber Liter Feuchtigkeit, hervorgerufen durch das Atmen. Diese Feuchtigkeit ist allein durch Lüftung aus der Wohnung abzuführen. Es ist falsch anzunehmen, dass der Wasserdampf aus den Innenräumen per Diffusion durch die Außenbauteile abgeführt wird. Wände können nicht „atmen". Daher ist ein Mindestluftwechsel erforderlich, um die Wohnfeuchte in Grenzen zu halten.

Mindestluftwechsel

Der Luftwechsel hat im Wesentlichen die Aufgabe, verbrauchte feuchte Raumluft gegen Frischluft auszutauschen.

Die zugeführte kalte, weniger Wasserdampf enthaltende Luft soll dabei den Wasserdampf im Raum aufnehmen. Eine erwärmte Kaltluft ist dafür besonders geeignet. Zum besseren Verständnis des Lesers sei hierbei gesagt, dass es auf einen ausreichenden Luftwechsel ankommt.

Bei einem halboffenen Fenster wird die Luft pro Stunde fünf- bis zehnmal ausgetauscht. Entsprechende Vergleichswerte sind aus der Tabelle ersichtlich.

Eine Grundregel der Wohnhygiene besagt, dass bei einem stoßartigen Feuchteanfall wie zum Beispiel beim Baden anschließend auch wieder stoßartig gelüftet werden muss.

Ein Mindestluftwechsel von 0,5 bis 0,8 m³ pro Stunde sollte in jedem Fall vorgenommen werden. Ob Dauerlüftung alle Sicherheit gegen Schimmelpilzbildung bietet, kann nicht mit Bestimmtheit gesagt werden. Eine regelmäßige Stoßlüftung bietet mehr.

In kritischen Fällen empfiehlt sich eine Kontrolle der relativen Luftfeuchte.

Sind Wärmebrückenbereiche immer der Ausgangspunkt für Schimmelpilzbildung im Wohnbereich?

Allgemein sind Wärmebrücken örtlich begrenzte Stellen in Außenbauteilen, an denen ein erhöhter Wärmefluss vonstatten geht, somit also auch ein erhöhter Wärmeverlust eintritt.

Die Wärme fließt immer von der wärmeren zur kälteren Seite.

Das Kriterium einer Wärmebrücke ist allerdings nicht immer der entstehende Wärmeverlust, sondern die Möglichkeit zur Tauwasserbildung.

Höhere Raumfeuchten können insbesondere bei tiefen Außentemperaturen im Winter an den Innenoberflächen von Außenbauteilen zu Tauwasser führen, nämlich dann, wenn sich diese unter die Temperaturen des Taupunktes abkühlen.

Nach DIN 4108, Teil 2, Tabelle 2, sind Wärmebrücken bei Außenwänden, Wohnungstrennwänden, Wohnungstrenndecken und Fußböden über der Erde unzulässig.

Nach dieser Norm sind Mindestanforderungen gegeben. Der Wärmedämmwert muss an der „ungünstigsten Stelle", und das sind nun einmal Wärmebrücken, nachgewiesen werden. Und doch bleibt diese ungünstigste Stelle der kälteste Punkt einer Wand, nämlich die Wärmebrücke! Grundsätzlich kann man aber drei wesentliche Wärmebrücken charakterisieren:

1. Die konstruktionsbedingte Wärmebrücke

2. Die geometrische Wärmebrücke

3. Die lüftungstechnisch bedingte Wärmebrücke.

Bei der konstruktionsbedingten Wärmebrücke leitet ein bestimmter Baustoff wie z. B. Beton Wärme besser nach außen als umliegende Bauteile.

Bei der geometrischen Wärmebrücke, Außenwandecke, liegt die Temperatur niedriger als auf der umliegenden Wand.

Bei lüftungstechnisch bedingten Wärmebrücken werden bestimmte Bereiche einer Innenwand schlecht oder überhaupt nicht belüftet und kühlen somit in den Wintermonaten auch stärker ab als andere Wandbauteile.

Durch die erhöhte Wärmestromdichte ergibt sich an der herabgesetzten Oberflächentemperatur der Innenwandbauteile eine erhöhte Gefahr der Tau- und Kondenswasserbildung. Da feuchte Stellen immer Staub anziehen, zeigt sich ein solches Bild oft an Wärmebrücken. Die Steuerung solcher Werte – Luftfeuchte und Temperatur – ist von außerordentlicher Bedeutung und **nur durch den Bewohner zu erzielen.**

Rechtliche Konsequenzen, die sich im Wohnbereich aus den geschilderten bauphysikalischen Grundlagen ergeben

1. Stellen Schimmelpilze und Feuchtstellen in Wärmebrückenbereichen einen Baumangel dar?

Wärmebrücken sind Bereiche, die sich bei unseren Bauweisen nicht vermeiden lassen. Wie oben beschrieben, sind sie oft die Folge der Baukonstruktion. Wärmebrücken sind in jedem Haus vorhanden; Schimmelpilze und Feuchtstellen finden sich aber nur in etwa 4–5 % aller Wohnungen!

2. Ist dieser Mangel auf Planungsfehler zurückzuführen?

Da Wärmebrücken konstruktiv gegeben sind, können sie auch keine Planungsfehler sein.

3. Was sind denn überhaupt die oft zitierten „anerkannten Regeln der Technik"?

Bei den anerkannten Regeln der Bautechnik handelt es sich um technische Regeln für den Entwurf und die Ausführung baulicher Anlagen, die in der Wissenschaft richtig erkannt sind und feststehen sowie in dem

Kreise der für die Anwendung der betreffenden Regeln maßgeblichen, nach dem neuesten Erkenntnisstand vorgebildeten Techniker durchweg bekannt und aufgrund fortdauernder praktischer Erfahrung als richtig und notwendig anerkannt sind.

Kurzfassung: Schimmel ausschließen und Schimmel beseitigen

Wenngleich ausführlich beschrieben wurde, wie man in Wohnungen jeglichen Schimmelpilz-Befall vorsorglich ausschließen kann, soll hier noch einmal kurz ausgeführt werden, wie man sicher Schimmel ausschließt und – wenn er schon vorhanden ist – dauerhaft wieder beseitigt.

Schimmelpilze in Wohnungen kann man vorsorglich nur durch Lüftung ausschließen.

Da die Behörden im Moment noch nicht dazu übergehen, **vor Einbau neuer Fenster** dafür zu sorgen, dass ein Teil der Lippendichtungen entfernt wird, um wieder ein ausreichendes Maß an Zwangslüftung sicherzustellen, sollten die Vermieter diese Korrektur **selber vornehmen**: in wenigstens 2 Räumen einer Wohnung (besser drei!) sollte man an je einem Fenster-Flügel und -Rahmen nur oben die hier vorhandenen Lippendichtungen entfernen.

Das hätte seit vielen Jahren schon vorgenommen werden müssen. Diese Korrektur führt zu keiner Reduzierung der notwendigen Schall- und Wärmedämmungen. Sie ist zudem eine verlässlichere Korrektur als der Einbau so genannter Spaltlüfter, die zwar eine gewisse Zwangslüftung sicherstellen, aber oft genug nicht betätigt werden.

Nur eine ausreichende Belüftung aller Räume schließt jegliche Schimmelpilzbildung aus.

Die oft wiederkehrende Behauptung, dass nur eine bessere Wärmedämmung eines Hauses – und damit Wohnung – Schimmel ausschließt ist eine gesteuerte Umkehrung mykologisch-wissenschaftlicher Erkenntnisse und müsste eigentlich wettbewerbsmäßig geahndet werden.

In ungünstig geschnittenen Räumen sind zusätzliche Lüftungsvorrichtungen empfehlenswert. Auch der Einbau von Lüftungssteinen – außen mit Lüftungs-Manschetten – innen, bietet gute Möglichkeiten, Schimmel auszuschließen.

Was aber in Ballungsgebieten immer wieder festgestellt wird und selbst größere Wohnungsunternehmen durchführen, um in Wohnungen Schimmel auszuschließen, ist angesichts der Tatsache, dass nun wirklich in Sachen Schimmel in den letzten Jahren eine geradezu vorbildliche Aufklärung erfolgt ist – an der der Autor maßgeblich beteiligt ist, man denke an die diversen Infos und Broschüren! – sind diese angeblich notwendigen Maßnahmen mehr als kritisch einzustufen.

Wie das nachfolgende Foto zeigt, wird immer wieder bei Wohnhäusern in Klinker- oder Ziegelbauweise der Nord- oder NO-Giebel mit einer Bekleidung versehen. Oft sind es ganze Verblendschalen, die unter Vorlage einer Dämmung – meist EPS – vorgesetzt werden. Manchmal allerdings nur Kunststoff-Fassaden-Teile, die ebenfalls zur Ausschaltung von Schimmel montiert werden. Auch mit eingebauter Dämmung.

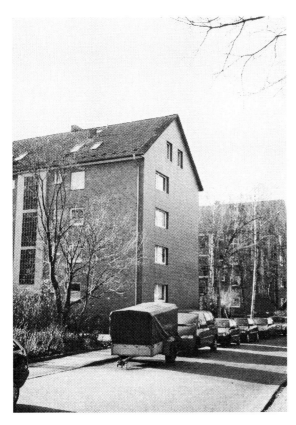

Solche Massnahmen, Bekleidung einer Giebelfläche, nur weil man Schimmelbildung ausschließen will, ist bauphysikalisch unsinnig und „verschiebt" nur die Schimmelgärten.

Anstatt das Lüften so wieder herzustellen, wie es erforderlich wäre, schafft man neue Probleme. Gerade Sachverständigen dürfte geläufig sein, dass solche Teil-Dämmungen in den betr. Wohnräumen die Schimmelbeete nur verlagern. Um künftig Schimmel auszuschließen, ist nur Lüftung wichtig.

Noch schlimmer aber ist das, was sich im zweiten Foto zu diesem Dilemma abzeichnet: da hat man den Giebel und den Bereich „darum herum" auf Wunsch des Mieters eingepackt. Von der baulich kritischen Maßnahme abgesehen, sind solche Lösungen natürlich technisch und **mykologisch unsinnig**.

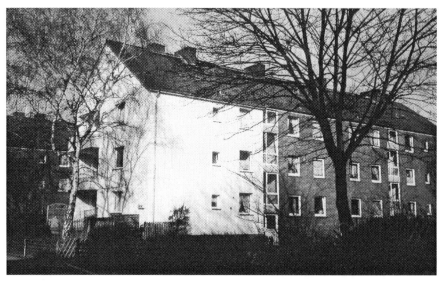

Solche Maßnahmen sind aus jeder Sicht unsinnig: architektonisch untragbar – in Sachen **Schimmel-Ausschaltung** *weitgehend nutzlos und wirtschaftlich unsinnig.*

Wenn es bei Giebelflächen gelegentlich **„tote Räume"** gibt – etwa zwischen 2 Räumen – Schlaf- und Wohnzimmer – und hier hat sich Schimmel gebildet, muss man nur zusätzliche Lüftungen zwischen allen Räumen einbauen und es gibt auch hier keinen neuen Schimmel wieder.

Gelegentlich gibt es dann auch noch im Instandsetzungsgeschehen Wandbereiche (Anbauten, unterschiedliche Wandstärken etc.) die dämmmäßig kritisch zu werten sind. Hier könnte man die reinen

Außenwände mit einer speziellen Klimaplatte versehen, wie sie auf Basis Calziumsilikat in Baumärkten zu haben ist.

Diese Platten sind einer Beklebung mit Polystyrol-gedämmten Platten, welcher Herkunft auch immer, vorzuziehen.

Mehr ist zu diesem Thema nicht auszuführen!

Wenn es darum geht, vorhandenen Schimmel zu entfernen, sollte man auf keinen Fall den vielen Firmen auf dem Markt folgen, die zum Teil ungewöhnliche Maßnahmen anbieten!

Wer andere Maßnahmen – etwa bauliche – vornehmen will, als für bessere Lüftung zu sorgen, ist ein Scharlatan und will die Betroffenen nur „ausnehmen" – also über den Tisch ziehen. Schlimm, was da unter dem Hinweis auf die Gefährlichkeit von Schimmel angeboten wird.

Von Putz-Austausch, Erneuerung von Bodenbelägen bis zum Einbau zusätzlicher Be- oder Entlüftungen, bzw. Lieferung von Be- und Entfeuchtungsgeräten, wird alles angeboten, was der Beseitigung von Angstkomplexen bei den Betroffenen dienlich ist. **Unsinnig, der Schimmel bleibt meistens.**

Das richtige Lüften und die Maßnahmen dazu, nämlich an den oberen Lippendichtungen von je einem Fensterflügel und -rahmen in 2 bis 3 Räumen **durchzuführen, sind kostenlos!** Manchmal wird man als Mieter sogar den Vermieter hierfür gewinnen können!

Alle anderen Maßnahmen beschränken sich auf die verschimmelten oder teilweise angeschimmelten Tapeten.

Sind die Schimmelbeete noch feucht bis nass, lässt man sie abtrocknen. Notfalls hierfür einen Heizlüfter einsetzen. Sind die Beete trocken, mit einer Staubsauger-Bürste alles abnehmen. Oft kann man dann mit einem Reinigungs-Schaum nacharbeiten – und die Tapete ist von kleinen optischen Flecken abgesehen, weitgehend sauber. So könnte man unter Umständen mit etwas KS-Dispersionen nacharbeiten.

Der Autor meint aber, dass es in solchen Fällen doch wohl besser ist, wenn man die Rauhfasertapeten gänzlich entfernt und dafür neue Schmucktapeten anbringt.

Abgesehen davon, dass man sich so der Eintönigkeit entzieht, kann es auch aus dieser Sicht nie wieder Schimmelpilze geben.

Im Bedarf können von Schimmelpilz-Betroffene in besonders kritischen Fällen den Autor per Fax ansprechen.

EPILOG

Die ausführlichen Schilderungen über Feuchte und Schimmel in Wohnungen waren notwendig, weil immer noch die Auffassung vertreten wird, dass auch Durchfeuchtungen von Außenmauerwerk Schimmelpilze „produzieren" können. Das ist genau so absurd, wie die Behauptung spezifischer Industrie-Zweige, dass man nur mit einer verbesserten Wärmedämmung Schimmelpilze in Wohnungen ausschließen kann. Auch auf diesem Sektor, bei dem bekanntlich die Auswirkungen auf die Gesundheit der Betroffenen mehr als kritisch zu werten ist, wird versucht, durch falsche Darstellungen den Beweis dafür anzutreten, dass das „Einpacken" unserer Wohnhäuser eine nationale Verpflichtung ist, der sich keiner widersetzen darf.

Der geneigte Leser sollte sich vor Augen führen, dass es vor dem hermetischen Verschluss in keiner normalen Wohnung jemals Schimmelpilze gegeben hatte. Erst die neue Art, unsere Wohnhäuser instand zu setzen, brachte diese ungeheuerliche gesundheitliche Bedrohung von Hunderttausenden von Bürgern. Dabei sind unsere Kinder besonders stark betroffen.

Der Autor kann als Sachverständiger auf diesem Sektor seit über 15 Jahren ein Lied davon singen, was verantwortungslose Abzocker für Unheil und Krankheiten durch Falschdarstellungen in unsere Wohnungen getragen haben.

Dabei muss einfach erwähnt werden, dass ein Teil unserer Volksvertreter an dieser unverantwortlichen Zerstörung des Wohnklimas und der Gesundheit unserer Bürger nicht nur beteiligt war, sondern Wege gefunden hat, diesen Prozess in jedem Fall weiterzuführen.

Das ist keine Polemik, das ist die beweisbare Wahrheit.

Niemals darauf eingehen, dass behauptet wird, nur Durchfeuchtungen von Außenwänden hätten Schimmelpilze zur Folge. Niemals darauf hören, dass ein Haus besser gedämmt werden muss, damit es künftig keinen Schimmel wieder geben kann.

Niemals zulassen, dass zur Beseitigung plus Ausschaltung des Schimmelbewuchses umfangreiche Innen-Maßnahmen zu treffen sind. Niemals zulassen, dass normaler Schimmelpilzbewuchs durch aufwendige Maßnahmen beseitigt wird. Lüften ist das einzige wirksame Mittel, Schimmel dauerhaft zu beseitigen und künftig **auszuschließen**.

An Schimmelpilzen in Gebäuden werden Millionen DM verdient: damit es sie überhaupt gibt, damit man sie weiter behalten kann und damit man sie kurzfristig los wird – und sie zu gegebener Zeit erneut in den Wohnungen wiederzufinden.

Und ergeben sich trotz aller eigenen Überlegungen oder zusätzlicher Hilfestellungen der Vermieter aus einem Schimmelpilzbewuchs **Krankheiten**, der Weg zur Gesundheitsbehörde – nach einem notwendigen Arztbesuch ist der einzig richtige Weg, auf diese Zusammenhänge hinzuweisen.

Auch auf diesem kritischen Sektor ist Verantwortung gefragt! Bei den Ärzten, bei den Umwelt-Ämtern und bei den Gesundheitsämtern in Städten und Gemeinden.

Wenn sich alle im Schweigen tummeln, können niemals die vorgenannten Unzulänglichkeiten, die zudem die Gesundheit weiter Kreise unserer Bürger gefährden, beseitigt werden.

Wichtige TIPPS in Kürze zum Thema:

Wie haben sachverständig das Thema Schimmelpilze in Gebäuden mykologisch unantastbar zu behandeln?

Die Rechtsunsicherheit in Deutschland – in Sachen Schimmelpilze in Wohnungen – meist an den Amtsgerichten – hat bei den Klägern etwa bei Mietminderungs-Prozessen völliges Unverständnis ausgelöst – wie auch im Buch bereits erwähnt. Unzutreffende Beurteilungen in solchen Prozessen durch vereidigte und unvereidigte Sachverständige, die vom Gericht bestellt waren, haben hierfür die Grundlage geschaffen.

Zur einwandfreien Urteilsfindung durch die bearbeitenden Herren Richter sind die nachstehend aufgeführten mykologisch relevanten Punkte unbedingt zu beachten.

1. Schimmelpilze in Wohnungen sind Folge einer unzulänglichen Belüftung. Ausgelöst durch die zu dichten neuen Fensterkonstruktionen und hier der meist überflüssigen Lippendichtungen. **Somit der wichtigste Punkt in solchen Gutachten (GA).**

2. Die betreffenden Fenster sind Bestandteil der Wärmeschutzverordnung (WSV). Somit ist nicht der Vermieter der Ansprechpartner – es sind unsere Bau- und Umweltbehörden!

3. Wenn von verantwortungslosen Verbänden zum Thema: Schimmelpilzen in Wohnungen angeführt wird, dass durch bessere Wärme-

dämmung der Wohnhäuser Schimmelpilze beseitigt und künftig sogar ausgeschlossen werden können, ist das eine mykologische Unwahrheit und müsste eigentlich rechtlich geahndet werden: unlauterer Wettbewerb.

4. Es ist eine Zumutung von Sachverständigen, von Schimmel betroffenen Bürgern – meist Mieter! – vorzuschlagen, ihre Möbel bis zu 10 cm von der Außenwand aufzustellen. Ausreichende Belüftung ist der beste Schutz.

5. Einem Mieter sogar vorzuschlagen, den ganzen Tag über Stoßlüftungen vorzunehmen, ist ein unsinniges Verlangen. Besser ist es und kann auch von keinem Bauamt verboten werden: an einem Fensterflügel und -rahmen die obere Lippendichtung zu entfernen – und das in 2-3 Räumen.

6. Bei Messungen – etwa elektrische Widerstandsmessungen: erst den Umrechnungsfaktor errechnen. Die Display-Zahl darf niemals in ein Gutachten einfließen. Das ist Manipulation.

7. Empfehlenswert – besonders bei Ortsterminen: neben den Feuchte-Messungen unbedingt auch Temperatur-Messungen a) Raum-Mitte – b) Außenwand in 2,0 Meter Höhe und c) im Fußleistenbereich vornehmen. Eindeutige Trendmessungen. Für die Herren Rechtsanwälte wichtige Punkte.

8. Bei elektrischen Widerstandsmessungen einen klaren übersichtlichen Ablauf vornehmen:
1. Messung: in der Tapete,
2. Messung 1–2 cm im Putz
3. Messung 6–7 cm in der Wand!

Nur so kann ein Unbeteiligter einen klaren Trend ablesen: wird es zur Wandmitte nasser, sind Durchfeuchtungen evtl. vorhanden; wird es zur Wand-Mitte trockener (fast immer bei Schimmel!) kann nur besseres Lüften + Heizen künftig Feuchte und Schimmel ausschließen. Übrigens: in schimmligen Wohnungen wird es immer höhere Heizkosten geben müssen – für einen SV logisch – oder?

9. Rauhfasertapeten – oft mit KS-Dispersionen gestrichen – sind in 95 von 100 Wohnungen der ausschlaggebende Faktor für die Bildung von Schimmel. Den Betroffenen empfehlen, neben besserer Belüftung besser eine Schmucktapete – außer Acryl einzusetzen.

10. Sachverständiger zu sein, ist eine Berufung. So sollten auch die Honorare „angemessen" sein. Es ist wenig ehrenhaft, neben der klaren Schilderung – wie oben beschrieben! aus reiner Wichtigtuerei neben einer auf den vorgegebenen Ablauf die klaren Aussagen eines GA durch seitenlange Literatur – Hinweise den Eindruck zu erwecken, dass „man" von der Sache besonders „viel versteht".

Eine Zumutung aber ist es, wenn im Herbst etwa GA in Sachen Schimmel gefertigt werden und dann zum Schluss – innerhalb der Zusammenfassung auszuführen: um dem Gericht die Richtigkeit der vorgenannten Ursachen – also unzulängliche Wärmedämmung – zu beweisen, wird vorgeschlagen, dass der SV in den Wintermonaten thermografische Fotos nachliefert, um den Beweis für die unzulängliche Wärmedämmung des besichtigten Wohnhauses anzutreten. Das ist vorsätzliche Irreführung und könnte eines Tages für den betr. SV zu Schadensersatzforderungen führen – die man an ihn stellt!

Bau- und physikalische Begriffe von A bis Z

Abdichtungen

Flüssiges Wasser verursacht an einem Bauwerk die größten Schäden, gleichgültig ob es sich um aufsteigende oder seitlich eindringende Bodenfeuchtigkeit oder atmosphärische Niederschläge handelt. Durch das Wasser bzw. seine Begleiterscheinungen werden über kurz oder lang fast alle Baustoffe zerstört. Zum Schutz gegen die Bodenfeuchtigkeit sind gemäß DIN-Normen Sperrbeton, bitumige Stoffe, Sperrmörtel, Sperrputz, aber auch Kunststofffolien geeignet. Bei allen Abdichtungen ist zu beachten, dass sie dort, wo Wasserdampf austreten kann, als Dampfsperren wirken können.

Anstriche

An Außenseiten soll der Anstrich vor der Einwirkung von Feuchtigkeit schützen und trotzdem eine gute Diffusionsfähigkeit gewährleisten, damit Baustoffe/Bauteile ohne Probleme austrocknen können.

An Innenseiten ist die Aufnahme- und Abluftfähigkeit für Feuchtigkeit als Ausgleich der Raumluftfeuchte wichtig. Daraus folgt: dampfdichte Anstriche innen oder außen sind falsch!

Außenwände

Die meisten Gebäude, die heute errichtet werden, enthalten Räume, die dem Menschen zum dauernden Aufenthalt dienen. Sie werden errichtet, um den Menschen einen ausreichenden Schutz vor der Witterung zu geben. Wohn- und Arbeitsräume sind also ein künstliches Hilfsmittel zur Unterstützung der natürlichen Wärmeregelung im menschlichen Körper. Gebäude und somit Außenwände sollen also sowohl im Sommer als auch im Winter optimale hygienische und klimatische Verhältnisse sicherstellen.

Bade- und Duschräume

Die Lufttemperatur soll hier nach DIN 4701 mindestens + 22 °C betragen. Die relative Luftfeuchtigkeit schwankt hier je nach Beheizung und Nutzung zwischen 40 und 100 %. Um Tauwasserniederschläge zu vermeiden, sollte beim Duschen schon für eine ausreichende Abluft gesorgt werden.

Dämmstoffe

Dämmstoffe sind vorwiegend poröse Baustoffe, die sich vor allem durch besonders gute Isoliereigenschaften gegen Schall und Wärme von allen anderen unterscheiden. Alle im Baubereich verwendeten Wärmedämmstoffe haben eines gemeinsam: Sie zeichnen sich durch ihr geringes Gewicht aus. Ob und inwieweit ein Dämmstoff auch funktionsfähig ist, hängt in vielen Fällen davon ab, wie viel Luft in ihm vorhanden ist und ob er Feuchtigkeit aufnehmen kann. Daraus folgt: Ein feuchter Dämmstoff hat praktisch seine Funktion verloren.

Dampfleitzahl

Sie entspricht im Wesentlichen dem Charakter der Wärmeleitzahl und gibt an, wie viel Wasserdampf in Kilogramm pro Stunde und Quadratmeter bei einer Wanddicke von 1 mm durch den betreffenden Baustoff transportiert wird (siehe auch Diffusionswiderstandsfaktor).

Dampfsperren

Dampfsperren sind dichte Anstrichschichten oder Folien, die auf einen Baukörper gebracht werden, um das Eindringen von Feuchtigkeit auszuschließen. Um Tauwasserbildung auszuschließen, müssen Dampfsperren immer an der Warmseite des betreffenden Bauteiles befestigt werden. Die diversen Stoffe zur Herstellung einer Dampfsperre werden auch mit einem so genannten Wasserdampf-Diffusionswiderstand gekennzeichnet, um die Wirkung der betreffenden Dampfsperre besser einordnen zu können.

Bauphysikalisch sind Dampfsperren in diesem ganzen Zusammenhang der Schimmelpilzbildung und ihrer Beseitigung unsinnig.

Diffusionswiderstandsfaktor

Das ist der Vergleichswert, der angibt, um wie viel der Diffusionswiderstand gegen Wasserdampf in einer Baustoff Schicht größer ist als in einer Luftschicht gleicher Dicke!

Fenster (schalldämmende)

Gemäß DIN 4109 sollen die Fenster der dem Lärm zugewandten Aufenthaltsräume bei starkem Straßenverkehr u. Ä. dicht schließend sein und eine „erhöhte" Luftschalldämmung bewirken.

Fenster (wärmedämmende)

Gemäß DIN 4108 ist für alle deutschen Klimazonen der Einbau von isolierverglasten Fenstern vorgesehen. Das gilt auch für nachträglich einzubauende Fenster in Altbaubeständen.

Feuchtigkeitsgehalt

Der Feuchtigkeitsgehalt von Baustoffen liegt bei einer angenommenen relativen Luftfeuchte von 60 bis 70 % bei anorganischen Stoffen bei 0,1 bis maximal 0,7 Gewichts-Prozenten. Bei den gebräuchlichsten organischen Baustoffen bei rund 2,0 bis 20,0 Gewichts-Prozenten. Dämmstoffe sind hierbei eingeschlossen.

Feuchtigkeitsmessung

Für die Messung von Feuchtigkeit in Baustoffen stehen heute im Wesentlichen drei Möglichkeiten zur Verfügung, die auch bereits beschrieben wurden: CM-Gerät (auf Carbid ansprechend und relativ genau messend), elektrische Widerstands-Messung (eine Messmethode, die sich immer mehr durchsetzt, weil mit ihr beschädigungslos und dennoch relativ exakt Feuchtigkeit in Baustoffen gemessen werden kann), gravimetrische Messmethode (DARR-Methode), die eigentlich nur im Labor exakte Werte liefert. Vor Ort, vor allen Dingen in bewohnten Häusern, wegen der starken Zerstörung von Putz und Mauerwerk (von der Lärmbelästigung ganz zu schweigen) wenig sinnvoll, zumal die Auswertung anfallender Feuchtigkeit bei Schimmelpilzen viel eleganter, schneller und einfacher durch die Widerstands-Messung vorgenommen werden kann und zudem hohe Sicherheitswerte der Messung gewährleistet.

Feuchtigkeitsschäden

Eigentlich gibt es nur bei Feuchtigkeitseinwirkung aus fehlender Horizontalisolierung oder bei durchschlagender Feuchtigkeit solche sichtbaren Schäden, die sich immer in Form wolkenartiger Flächen unterschiedlicher Größe und auch immer mit gelblich-braunen Rändern ausgestattet abzeichnen. Feuchtstellen aus Innendekorationen bilden niemals solche Ränder mit anschließenden Putzschäden!

Feuchtigkeitsschäden aus Innenkondensation sind Ablösen von Tapeten und feuchte Fußleistenbereiche, Schimmel etc.

Feuchtigkeitsschutz (an Außenwänden)

Feuchtigkeitsschutz ist im Wesentlichen notwendig bei Schwachstellen im Baukörper, z. B. durch Schäden am Fugennetz. Hier ist beispielsweise neben einer (eventuell notwendigen) Fugenbearbeitung auch eine Siloxan-Imprägnierung wertvoll. Siehe Abdichtungen und Dampfsperren.

Heizkosten

Die Heizkosten in einer Wohnung sind u. a. abhängig vom Heiz-, Lüftungs- und Wohnverhalten, ebenso natürlich von der Bausubstanz. Bei einer normengemäßen Bausubstanz ergeben sich normale Heizkosten dadurch, dass man die Räume ständig mit einer Mindestwärme ausstattet – angepasst an das gewünschte Wohnwohlbehagen der Bewohner. Das Abschalten von Heizungen zum Zwecke der Heizkostensenkung ist die schlechteste Lösung. In vielen Jahren der Überprüfung von Heizkosten (im Vergleich!) hat sich immer wieder herausgestellt, dass Bewohner mit Feuchtstellen und Schimmelpilzen höhere Heizkosten zu zahlen hatten als Bewohner mit richtigem Heiz- und Lüftungsverhalten. **Das liegt daran, dass eine feuchtigkeitsgesättigte Luft schlechter zu erwärmen ist, als eine trockene. (Cammerer)**

Hydrophobierung (von Verblendschalen/Mauerwerk)

Unter Hydrophobierung versteht man eine wasserabweisende Behandlung etwa von Mauerwerk, Putz und Beton mit Siloxan-Imprägnierungen. Durch diese Behandlung bleibt der Baukörper absolut trocken!

Hygrometer

Feuchtigkeitsmessgerät. Dabei haben sich, etwa für die Feuchtigkeitsmessung der relativen Luftfeuchte in Wohnungen, die so genannten Haarhygrometer gut bewährt. Für ad-hoc-Messungen oder zur Erlangung exakter Werte stellt die Industrie interessante und bewährte Geräte zur Verfügung.

Imprägnierung (von Gebäuden)

Siehe ausführlichen Hinweis unter Hydrophobierung.

Kältebrücke

Oft benutzter Hinweis für Wärmebrücken (siehe diese). Physikalisch richtig heißt es Wärmebrücke, denn Kälte „steht", aber Wärme „fließt".

Kellerdecken

Wenn Fußböden in Wohnungen einschließlich der tragenden Unterkonstruktion über ungeheizten Räumen liegen, muss nach DIN 4108 eine größere Wärmedämmung als bei normalen Trenndecken herausgebildet werden. Üblicherweise sollte die Dämmschicht in der Fußbodenkonstruktion liegen. **Nachträgliche Dämmungen** haben sich oft als unzulänglich erwiesen.

Kondenswasserfreie Oberflächen

Hierunter ist die Forderung zu verstehen, dass die Einhaltung bestimmter Wand-, Decken- und Fußbodentemperaturen durch ausreichende Wärmedämmung und Beheizung der betreffenden Räume gewährleistet ist.

Luftfeuchtigkeit

Luftfeuchtigkeit ist der in der Luft enthaltene Wasserdampf. Die Aufnahmefähigkeit der Luft für Wasserdampf nimmt mit steigender Temperatur zu, daher jeweils Angabe der so genannten relativen Luftfeuchtigkeit in Prozent der Sättigungsmenge bei der gleichen Temperatur.

Mindestwärmeschutz

Verbindlich festgelegte Mindestwerte für Decken, Wände, Dächer usw. und Räume zum dauernden Aufenthalt von Menschen. Mindestwärmeschutz (nach DIN 4108) sollte nicht nur knapp eingehalten, sondern möglichst weit überschritten werden. Verbesserungen bis zu 100 % sind durchaus realistisch und wirtschaftlich.

Temperatur

Wärmezustand eines Stoffes, gemessen in Grad Celsius. Von der Temperatur nach der Celsius-Skala ist insbesondere die Kelvin(K)-Skala – absolute Temperatur – zu unterscheiden.

Taupunkt

Temperatur der Luft, bei der die relative Luftfeuchtigkeit durch Abkühlen den Wert 100 % erreicht, so dass beim Überschreiten dieser Grenze Niederschlag (Tauwasser, Kondenswasser) entsteht. Vielfach wird dieser Niederschlag auch physikalisch unqualifiziert „Schwitzwasser" genannt!

Taupunktwasser

Feuchtigkeit, die sich bei Erreichen des Taupunktes infolge Abkühlung z. B. an benachbarten kälteren Flächen niederschlägt. Bevorzugte Bereiche sind hier Fensterleibungen, Stürze und Außenwanddecken. Tauwasser kann auch innerhalb von Konstruktionen auftreten, wo es ebenfalls zu Bauschäden führen kann (Eisbildung, Blasen, Überdruck). Es kann zu einer erheblichen Minderung der Wärmedämmung kommen, insbesondere auch dann, wenn die betreffende Wand aus verschiedenen, unzweckmäßig hintereinander angeordneten Schichten besteht, d. h., dass der Dampfdiffusionswiderstand nach außen nicht ab-, sondern zunimmt.

Wärme

Wärme ist eine Energieform, die aus mechanischer Energie erzeugt oder in solche umgewandelt werden kann. Nach dem Grundsatz der Erhaltung von Energie kann Wärme weder entstehen noch verschwinden, ohne dass eine gleich große Menge anderer Energie gleichzeitig verschwindet oder entsteht. Wärme kann niemals von selbst von einem Körper niedrigerer Temperatur auf einen Körper höherer Temperatur übergehen.

Wärmebrücke

Einzelne, örtlich begrenzte Stellen in Wänden und Decken, die eine geringere Wärmedämmung aufweisen. Bei Außenwänden, Wohnungstrennwänden und Treppenhauswänden sind Wärmebrücken nach DIN 4108 unzulässig. Diese Forderung besagt, dass in den genannten Wänden befindliche Stahlbetonteile wie z. B. Stürze, Stützen etc. eine ausreichende zusätzliche Wärmeisolierung erhalten müssen. Bei den übrigen Raumbegrenzungen sind Wärmebrücken zu einem gewissen Grad zulässig.

Wärmedurchgangszahl (K-Wert)

Gemessen in W/m^{2}K. Kennzeichnet die Wärmemenge, die in einer Stunde durch jeden Quadratmeter eines Bauteils bekannter Dicke im Dauerzustand der Beheizung hindurchgeht, wenn der Temperaturunterschied zwischen der Luft auf beiden Seiten dieser Wand l K beträgt. Er berücksichtigt im Gegensatz zur Wärmedurchgangszahl die beiden Wärmeübergangswiderstände an der Außenseite und an der Innenseite.

Wärmedurchlasswiderstand

Gemessen in m^2 K/W; er wird auch als Wärmedämmzahl bezeichnet.

Wärmeschutz (baulicher)

Maßnahmen zur Erhaltung bestimmter klimatischer Verhältnisse innerhalb von Gebäuden, vor allem zur Vermeidung unhygienischer Wohnverhältnisse und unnötiger Wärmeverluste.

Wasserdampf

Gasförmiges (unsichtbares) Wasser. Es ist immer in wechselnden Mengen in der Luft vorhanden und hat das Bestreben, sich überall gleichmäßig zu verteilen, so dass auch der Druck überall gleich groß ist. Wasserdampf kann fast alle Baustoffe (Dampfsperren nicht) mehr oder weniger durchdringen.

Wasserdampfkonzentration

Gemessen in Gramm pro Kubikmeter (g/m^3). Es ist der tatsächliche Wasserdampfgehalt der Luft, auch absolute Luftfeuchte genannt.

Literatur- und Buchhinweise

Bender, Roland A., Feuchte Außenwände – Eine Folge falschen Energiesparens? Deutsche Bauzeitung (dB/BGB) 1982, Nr. 7, S. 47 bis 49.

Estrich, Jürgen, Die Lüftung als Funktion und Einrichtung des Fensters. Int. Holzmarkt 1982, Nr. 23, S. 3 und 4.

Estrich, Jürgen, Sind unsere Fenster zu dicht? Holz- und Kunststoff-Verarbeitung. 1983, Nr. 6, S. 594 bis 596.

Fritsche, Hans, Außenwanddecken und Tauwasserniederschlag. Deutsches Architektenblatt 1983, Nr. 3, S. 233 und 234.

Gertis, Karl/Soergel, Carl, Tauwasserbildung in Außenwanddecken. Kritische bauphysikalische und rechtliche Anmerkungen zu einem Urteil des Oberlandesgerichtes Hamm. Teil A – Bauphysikalische Anmerkungen. Teil B – Rechtliche Anmerkungen. Deutsches Architektenblatt 1983, Nr. 10, S. 1045 bis 1050.

Gertis, Karl, Bauphysikalische Grundlagen der Wohnungslüftung. Deutsche Bauzeitung 1984, Nr. 2, S. 231 bis 234.

Hebgen, Heinrich, Wohnen ohne Feuchteschäden. 1. Aufl. 1986, Energie-Verlag.

Köneke, Rolf, Sch. . . Schimmel. Zuwenig gelüftet? Baugewerbe 1981, Nr. 17, S. 46, 48, 53.

Köneke, Rolf, So wird den Schimmelpilzen der Garaus gemacht. Funktionsfähigkeit einer Außenwand – Eine Erklärung für das Übel? Wohnungseigentum 1982, Nr. 2, S. 13 und 14.

Mährlein, Karl, Bei neuen Fenstern an die Lüftung denken. Althaus-Modernisierung 1981, Nr. 9/10, S. 80, 82, 84, 86, 88.

Schweizerisches Institut für Glas am Bau, Zürich, Richtiges Lüften verhindert Schwitzwasserschäden an Gebäuden. Planen und Bauen 1984, Nr. 6, S. 13.

Stehno, Viktor, Einfluss von Wärmeschutz, Wärmespeicherung und Wohnungslüftung auf die Feuchtigkeitsbeanspruchung von Wänden und Decken. Erfordernisse für Planer und Benutzer. Aufbau 1981, Nr. 9, S. 350 bis 361.

Trümper, Heinrich, Wärmeschutz und notwendige Raumlüftung in Wohngebäuden. Herausgeber: Erich Schild. Aachener Bausachverständigentage 1982, Wiesbaden. Bauverlag 1982, S. 81 bis 90.

RWE Bau-Handbuch, Technischer Ausbau, 1987/88. Herausgeber: Rheinisch-Westfälische Elektrizitätswerke AG, RWE Essen. Vertrieb durch Energie Verlag GmbH, Postfach 102 140, 6900 Heidelberg.

Wärmebrücken. Eine Literaturdokumentation. Herausgeber: Informationszentrum Raum und Bau der Fraunhofer-Gesellschaft, IRB, Stuttgart. Stuttgart: IRB Verlag 1984.

Schulze, B. und Theden, G., Zur Kenntnis des gelbrandigen Hausschwammes, „Merulius pinastri", (Fries) Burt 1917. Nachrichtenbl. dt. Pflanzenschutzdienst, 2 (1948) Nr. 10/11, S. 187 und 188; Nr. 12, S. 213 bis 216.

Anonym, Mould growth in buildings – a persisting problem. BRW News, Nr. 53, 1981, S. 2 bis 4.

Peter, G., Schimmelpilze in Wohnräumen durch falsch verstandenes Energiesparen. Applica 88 (1981), Nr. l, S. 12 und 13.

Bravery, A. F., Origin and nature of mould fungi in buildings. Proc. BRE/PRA Seminar on Mould Growth in Buildings, Princes Risborough, 1980, S. 2 bis 13.

Steinert, J./Draeger, S. und Paulmann, K., Eingrenzung der klimatischen Bedingungen für die Entstehung von Wandschimmel in Wohnräumen. Haustechn. Bauphys., Umwelttechn. 102 (1981) Nr. 2, S. 57 bis 108.

Rijckaert, G., Exposure to fungi in modern homes. Allergy 36 (1981) Nr. 4, S. 277 und 278.

Toeroek, M./de Weck, A. L. und Scherrer, M., Allergische Alveolitis infolge Verschimmelung der Schlafzimmerwand. Schweiz. Med. Wochenschr. 111 (1981) Nr. 25, S. 924 bis 929.

Manescu, S./Ionescu, P./si Nikolau, C., Investigations on the fungal infestation of dwellings and effects on health conditions. (Rum.; Engl. summ.) Rev. Ig., Bacteriol., Virusol., Parazitol., Epidemiol., Pneumoftiziol., Ser. Ig. 30 (1981) Nr. 2, S. 105 bis 110.

Haenel, H., Holzschutz-Symposium: Biologische Bekämpfung von Termiten mit dem Pilz „Metarhizium anisopliae". Holz-Zbl. 109 (1983) Nr. 33, S. 488 und 489.

Cornish, J. P. und Sanders, C. H., Curing condensation and mould growth. BRW News Nr. 59, 1983, S. 12 und 13.

Gogoll, W., Fungal growth on facades. (Germ.) Mappe 104 (1984) Nr. 12, S. 9 bis 11.

Buildings Research Establishment, Surface condensation and mould growth in traditionally-built dwellings. BRE Digest Nr. 297, 1985, S. 8 ff.

Corte, A. M. und Lepore, G. F., Fungi of the interior in relation to different micro-environments. Funghi di interni in relazione a microambienti diversi. (Ital., engl. summ.) Micol. Ital. 13 (1984) Nr. 3, S. 36 bis 45.

Holmberg, K., Mould damage to buildings and risks to health. Haelsorisker vid exponering i moegelskadade byggnader. (Swed.) Laekartidningen 81 (1984) Nr. 38, S. 3327 bis 3333.

Watson, R. D., Minter, D. W. und McKelvie, A. D., Dense growth of Deuteromycetes on and around bonded distillery warehouses in Scotland. Bull. Brit. mycol. Soc. 18 (1984) Nr. 1, S. 57 und 58.

Weiterer wichtiger Ansprechpartner für die Aufklärung in Sachen Schimmelpilzen und ihrer Ursachen: Bundesanstalt für Materialforschung in Berlin.